感染症専門医が普段やっている

感染症自衛マニュアル

Infectious disease Self defense manual

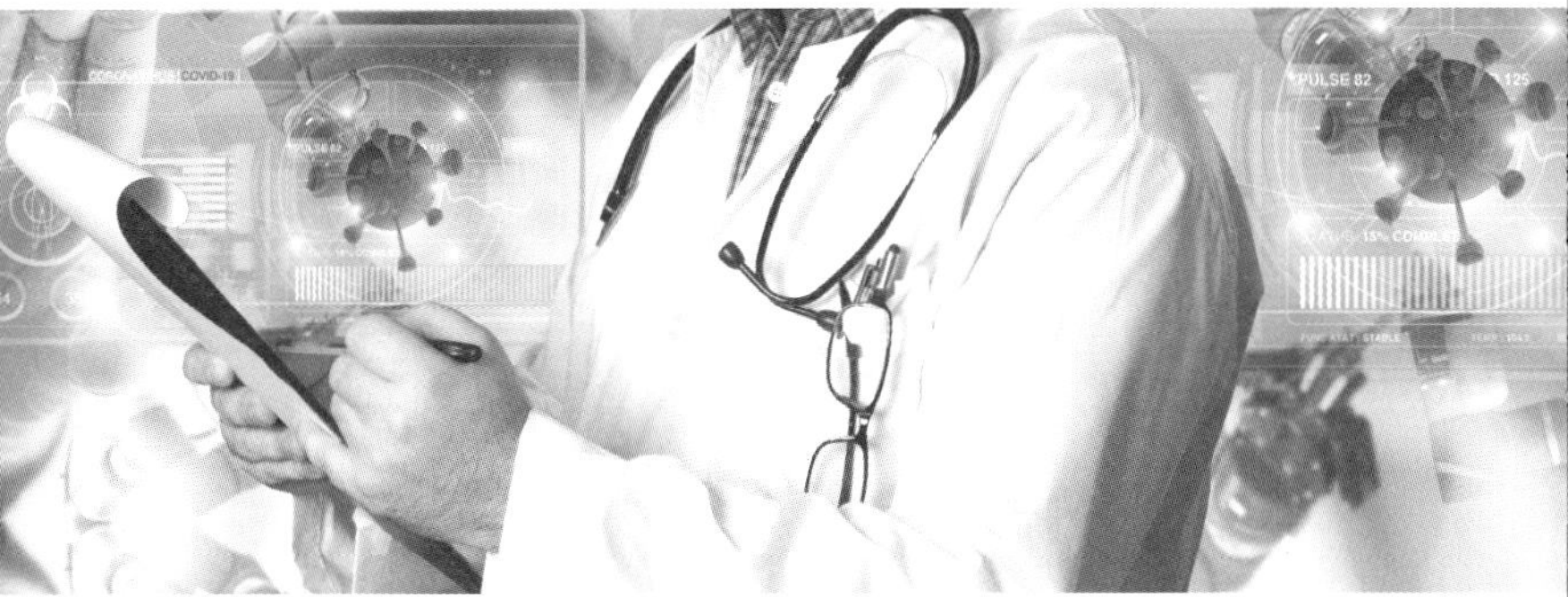

KARADA内科クリニック
日本感染症学会専門医
佐藤昭裕

SB Creative

まえがき

2019年末から2020年にかけて起こった新型コロナウイルス感染症（COVID－19）のパンデミックは、人類史に間違いなく記録される「歴史に残る感染症」になってしまいました。

これまで人類の歴史は感染症との闘いでもあり、その闘いに勝利した時には人類は大きな進歩を遂げてきました。1340年代にヨーロッパで大流行したペストは、全世界で7000万人（諸説あります）の命を奪いましたが、その終わりにルネサンスという大きな文明・文化的変化が起こりました。

過去のペストやスペイン風邪のような世界的大流行と、今回の新型コロナウイルス感染症を取り巻く環境の大きな違いは、「インターネットの有無」だと思います。迅速で正確な情報の拡散はもちろん、フェイクニュースやデマもあっという間に拡がりました。それにより、何の意味もない予防法や検査法についての不確かな推奨、予防・治療薬の候補についての誤った認識などが、ただでさえ恐ろしい感染症を、数倍に、いや数十倍恐ろしい存在に変えてしまいました。

残念ながら、「誰も知らない新しい感染症」の専門家は存在しません。

しかし感染症専門医は、過去の事例を通じ、今回の新型コロナウイルス感染症にも応用できる感染予防策を知っています。免疫力が下がっている方や、命の危険性がある方が入院している「病院」という場所は、私たちが普段生活をしている「市中・市井」に比べ、少しでも他者への感染リスクを下げる必要があるところです。この対策は「院内感染対策」と呼ばれ、病院では感染症専門医が中心となり、全医療スタッフが実践しています。

そのような予防策を普段の生活にも取り入れることで、新型コロナウイルス感染症の予防につながるのではないか、そんな想いをこめて、この本を執筆いたしました。

院内感染対策は病院内で培われてきた「感染症から自分の身を守る方法」と「他者へ感染を拡げない方法」の二本立てで構成されます。日常生活にそれをどのように適応させればよいのかを一番に考え、新型コロナウイルス感染症はもちろん、インフルエンザや風邪など身近な感染症に対しても適用できる、これからずっと使える、できるだけ具体的かつ実践的な「感染症予防マニュアル」としました。

新型コロナウイルス対策として手洗い、マスク装着、ソーシャル・ディスタンス（フィジカル・ディスタンス）、三密を避けるなど、さまざまな対策を一人ひとりが実践した結果、2019年末までは過去最大規模の流行になると思われていたインフルエンザが、2020年に入ってからパッタリと収まりました。こうした私たちの行動こそが、感染症学的にも最も有効だったインフルエンザ対策といっても過言ではないでしょう。

感染対策の根幹は揺るぐことはなく、基本は今後も変わりません。この手洗いなどを文化とし、来るべき〝new normal〟な時代が、ほんのわずかでも感染症の脅威から遠い時代になることを切に願います。

2020年6月

佐藤　昭裕

第1章

感染症とは何か?

感染症とは「微生物が引き起こす病気」

人から人に感染するのが特徴

「感染症」と聞いてあなたは、どんな病気を思い出すでしょうか？

いくつか例を挙げると、昨今、世界中で深刻な感染爆発が起こっている新型コロナウイルスによる肺炎、毎年冬になると流行するインフルエンザ、風邪、急性胃腸炎、食中毒、さらにＨＩＶ感染症などは、すべて感染症です。また、感染症が原因となるがんもあります。

何事においても、有効な対策をとるためには、まず「相手を知ること」が重要です。というわけで、まず感染症に関する基礎的な知識から押さえていきましょう。

はじめに、そもそも感染症とは何なのか。

感染症にはさまざまな種類がありますが、ひと言でまとめると、感染症とは**「微生物が引き起こす病気」**です。

私たちの身のまわりには、細菌、ウイルス、真菌(カビ)、寄生虫など数えきれないほどの種類の微生物が生存しています。私たちの体にも、さまざまな微生物が棲んでいます。たとえば皮膚の常在菌や、大腸に棲息する腸内細菌も、微生物の一種。これらは私たちの体を守るために働いています。細菌というと「バイ菌」「有害なもの」「やっつけるべき敵」と思ってしまいがちなのですが、私たちの体は、こうした有益な微生物のおかげで生命維持できている、という一面もあるのです。

もちろん、数多《あまた》の微生物のなかには、人体に有害なものもあります。

私たちの体には「免疫」という体を守る機能があり、有害な微生物などが入ってきた時に、排除できるようになっています。ところが、微生物の種類によっては、自分の免疫機能だけでは排除できないことがあります。

そういう微生物が体の中に侵入し、増殖すると、健康な細胞や器官、臓器が正常に機能しなくなってしまうのです。たとえば、体内への酸素供給を担う「肺」にインフルエンザウイルスが侵入し、増殖すれば「肺炎」を発症する。このようにして起こるのが「感染症」です。

●感染症は「人から人へと感染する」

当然ながら、私たちがかかる可能性のある病気は、感染症だけではありません。糖尿病やがん、高血圧、動脈硬化……どれも命を失うことにもつながりかねない危険な症状や病気ですが、感染症ではありません。これらと感染症には、1つ、決定的な違いがあります。

それは、感染症は、その名のとおり「**人から人へと感染する**」という点です。なかには、人からうつされた細菌やウイルスが原因となって発症するがん（子宮頸がん、胃がん、一部の肝臓がん、咽頭がんなど）もありますが、それ以外の多くのがんは感染しません。糖尿病も高血圧も動脈硬化も、もちろん感染しません。

つまり、こうした病気にかかった人と一緒にいても、自分自身が同じ病気になる心配はないし、自分自身が、こうした病気にかかっていても、一緒にいる人にうつしてしまう心配はないのです。

ところが、感染症だけは、「人からうつる」、そして「人にうつしてしまう」可能性がある。だから、感染症の予防には、他の病気とはまったく違うアプローチが必要になるというわけです。この「感染する」という特性から、ひとたび深刻な感染症が流行すると、非常に大きな影響と損害を社会に与えます。他の非感染性の病気と違って、社会ぐるみで対策に取り組まなくてはなりません。

なぜ、ウイルスは様々な症状を起こすのか？

細菌・ウイルスの成り立ちからみる「感染」の仕方

感染症とは、細菌、ウイルス、寄生虫といった「微生物が引き起こす病気」と説明しました。

このなかでも、寄生虫は文字どおり「人体に寄生して悪事を働く虫」と考えればイメージしやすいと思います。寄生虫による病気は現代においてもまだまだ存在し、サナダ虫ともいわれる日《に》本《ほん》海《かい》裂《れつ》頭《とう》条《じょう》虫《ちゅう》症《しょう》や、生の魚介類を食べて腹痛や嘔吐を起こすアニサキス症、キツネや犬に寄生するエキノコックスなどは、聞いたことがあるかもしれません。

では、細菌とウイルスの違いはどうでしょうか？

端的にいえば、細菌は「生物」ですが、ウイルスは**「生物とは言い切れないもの」**です。

細菌は、単細胞生物の一種です。外から栄養を摂取し、細胞分裂によって、みずから増殖することができます。その点においては、ただ「目に見えないくらい小さい」というだけで、生物としての基本機能は、私たち人間と変わりないといっていいでしょう。

一方、ウイルスは細胞を持たず、みずから増殖することもできません。自己再生産能力は、生物の基本です。もし、「みずから増殖すること」を生物の定義に含めるならば、ウイルスは「生物ではない」ということになるでしょう。

だからといって、ウイルスを完全なる無生物と分類することもできませんし、実際に増殖もしています。実は細菌とは違う「増殖」の仕方をするのです。

細胞を持つ生物が自己再生産できるのは、細胞の中に「遺伝子」があるからです。遺伝子には、その生物の全情報が書き込まれています。それをもとに、生物は自分のコピーを作ることができるわけです。

では、細胞を持たないウイルスには、遺伝子もないのでしょうか。実はウイルスの外殻は、タンパク質でできた「殻（カプシド）」や「膜（エンベロープ）」です（カプシドは必ずありますが、エンベロープの有無はウイルスによって異なります）。カプシドの中には、遺伝子情報である核酸が入っています。

つまり、ウイルスは自分のコピーを作るための情報は持っているけれど、みずからの力で、その遺伝情報を発現させ、増えることはできないということなのです。ウイルスを生物とするかどうか。これは、つまるところ「生物の定義」によるということなのですが、遺伝情報を持っている点で、私は、ウイルスは生物であるといっていいと考えています。

●細菌とウイルスとでは「増殖する仕組み」が違う

さて、少し観念的な話になってしまいましたが、そこを理解しておくことが、実は感染症を正しく理解し、対策をとるためにも、非常に重要です。

というのも、細菌とウイルスは、前項でお話ししたような異なる特性によって、

ウイルスと細菌の増殖の違い

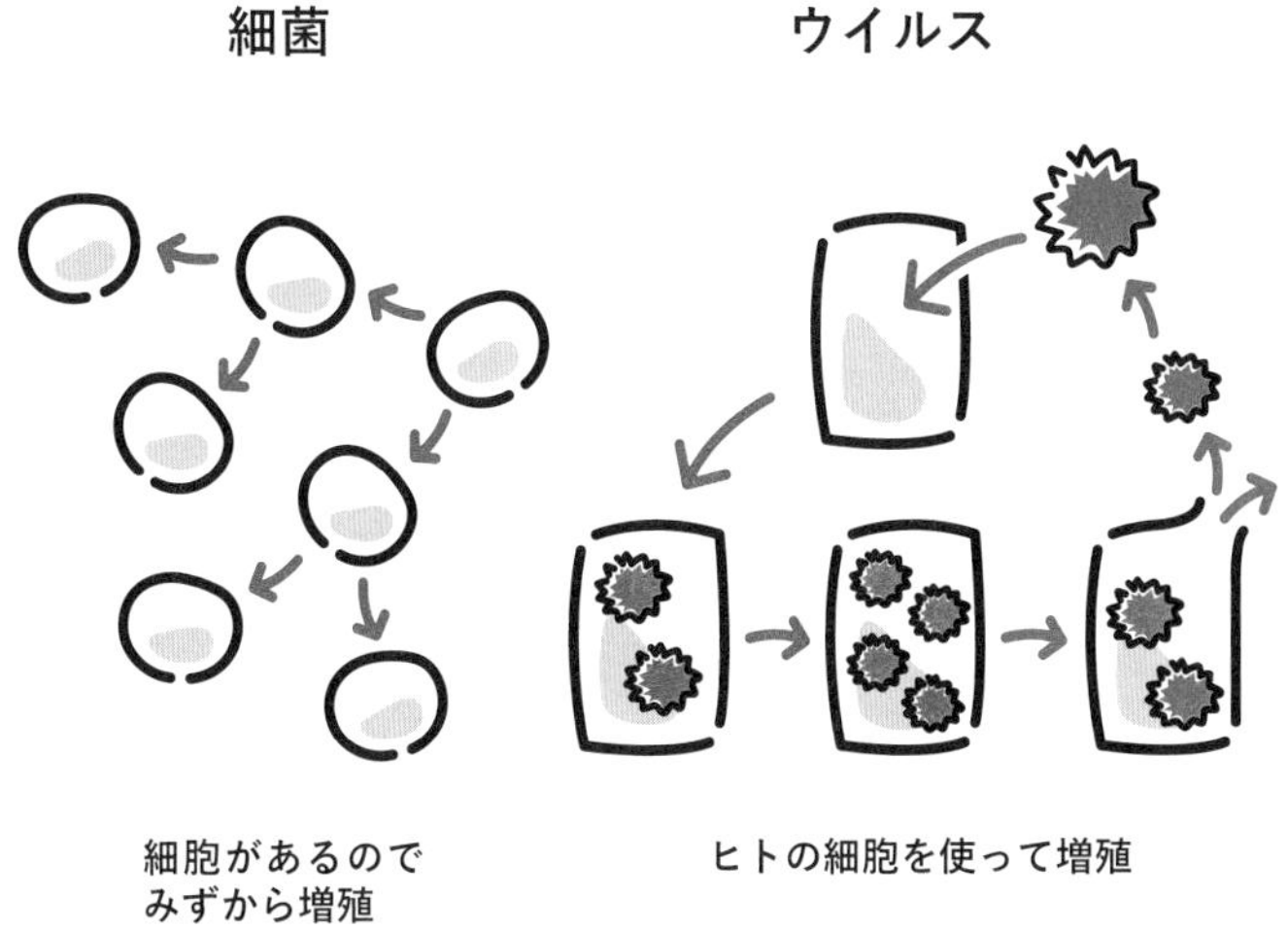

体内に入った時に、どのように作用するかが違うからです。

　みずから増殖することができる細菌は、体内で増殖し、特定の臓器などに取りついて支障を起こします。たとえば、のどの痛みと高熱を発症させる「A群溶血性《ようけつせい》連鎖球菌《れんさきゅうきん》（溶連菌《ようれんきん》）」はのどに取りつく細菌です。そして細菌ごとにどんな臓器に取りつきやすいかは、たいてい決まっています。「溶連菌はのどにつきやすい」、「黄色ブドウ球菌は、皮膚のほかに心臓の弁、カテーテルなどの人工物、椎体（背骨）につきやすい」といった具合です。

　一方、みずから増殖できないウイルスには、まず増殖のための「土台」が必要です。

その土台となるのが、ヒトなど他生物の細胞です。

私たちの体を構成する細胞には、「受容体」という部位があります。受容体とは、体内で産生される物質を選り分けるための「鍵穴」のようなものです。ごく簡単にいうと、細胞は、神経伝達物質やホルモンなど生命維持に必要な物質を、受容体（鍵穴）によって、そのつど選択して受け入れているのです。

この細胞の機能を利用して、細胞内に侵入するのが、ウイルスです。みずからに細胞がなくても、細胞にある受容体（鍵穴）に合えば、細胞の中に入ることができるため、そこで増殖していけるというわけです。


たとえば、現在、パンデミック（世界的流行）となっている新型コロナウイルス。連日、ニュースなどで報じられていますが、その姿を思い浮かべてみてください。周囲に「突起」がありますね。この突起（専門的には「スパイク」といいます）が、いわば、細胞の受容体にハマる「鍵」です。

本来、有害なウイルスがやってきたら、細胞は受け入れずに退けなくてはいけません。

ウイルスが細胞に侵入する仕組み

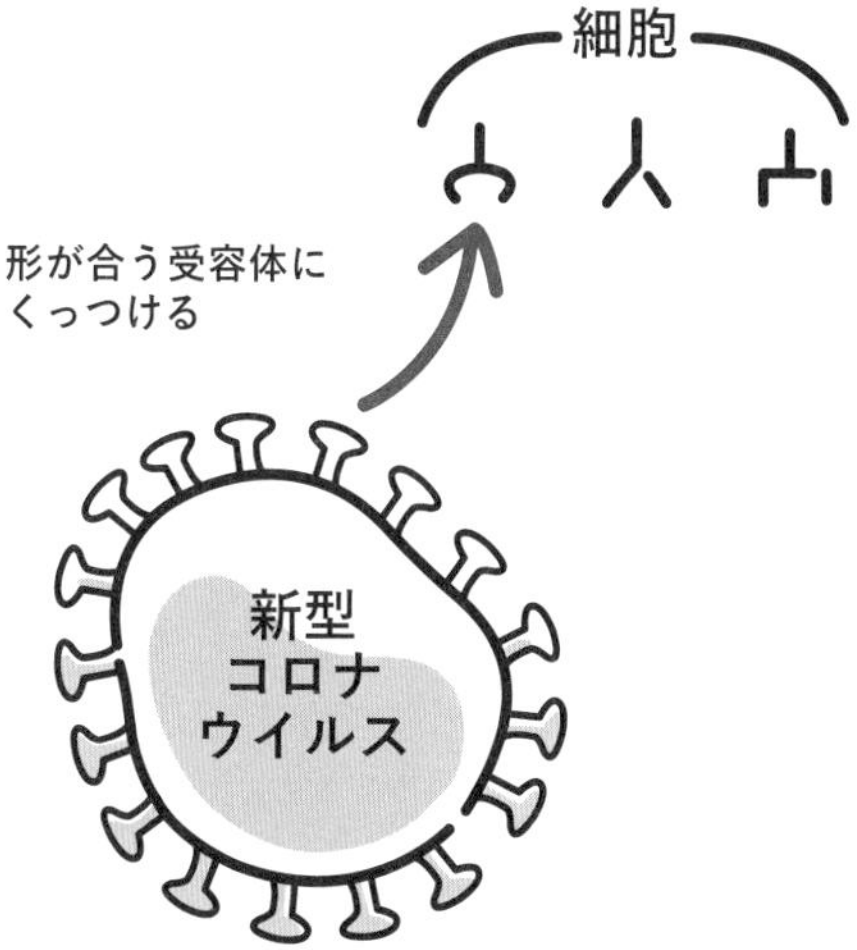

ところが、たまたま、そのウイルスが細胞の受容体にうまくハマる「鍵」を持っていると、細胞は間違えて受け入れてしまうのです。

こうして、人体の細胞に入り込んだウイルスは、細胞の機能を利用して自分のコピーを作り、そのコピーが細胞外へと放出されます。これが延々繰り返されてウイルスは爆発的に増殖し、器官や臓器に支障をもたらすのです。

● 新型コロナウイルスで肺・心臓・目などに症状が出る理由

細胞の受容体は、実は臓器によって異なります。ウイルスからすれば、自分が持っている突起に合う受容体のある細胞が多く存在する場所ほど、住みやすく増えやすいということとです。

たとえば、新型コロナウイルスの症状は主にせきや痰などの肺炎症状ですが、心筋症や不整脈、結膜炎を引き起こした例も報告されています。肺疾患の他、心臓疾患を持つ人もハイリスク者とされているのは、新型コロナウイルスが直接心臓の細胞にくっつくことによる心筋症が起こってしまうことも関係しています。

では、肺、心臓、目と、一見、関係のなさそうな部位に症状が現れるのは、なぜなのか。それは、**新型コロナウイルスの突起が、肺や心臓、目を構成する細胞に多い受容体（ACE2受容体）に合う形になっているから**と考えられるのです。


このように感染臓器が広範にわたるケースが見られるのも、ウイルスの特徴です。細菌感染は、基本的に感染臓器は1つ、つまり「単一の臓器に、1種類の細菌が感染する」ものです。

ところがウイルスは、細胞の受容体とマッチさえすれば、どの器官や臓器にも感染することができます。そのため、ウイルス感染は体内の多領域にわたり、複数の症状を引き起こすことが多いのです。

細菌とウイルスの違い

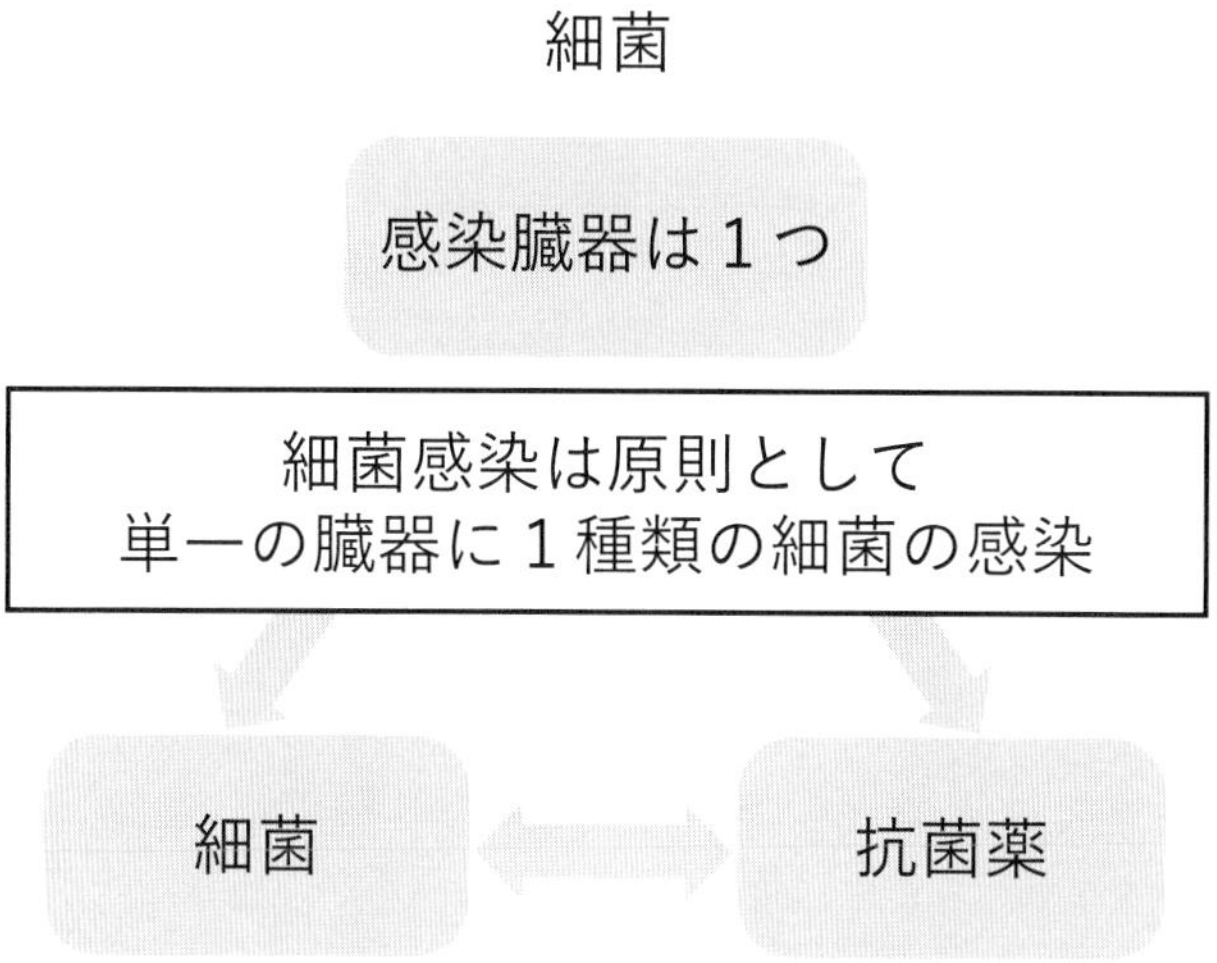
細菌
感染臓器は1つ
細菌感染は原則として
単一の臓器に1種類の細菌の感染
細菌
抗菌薬

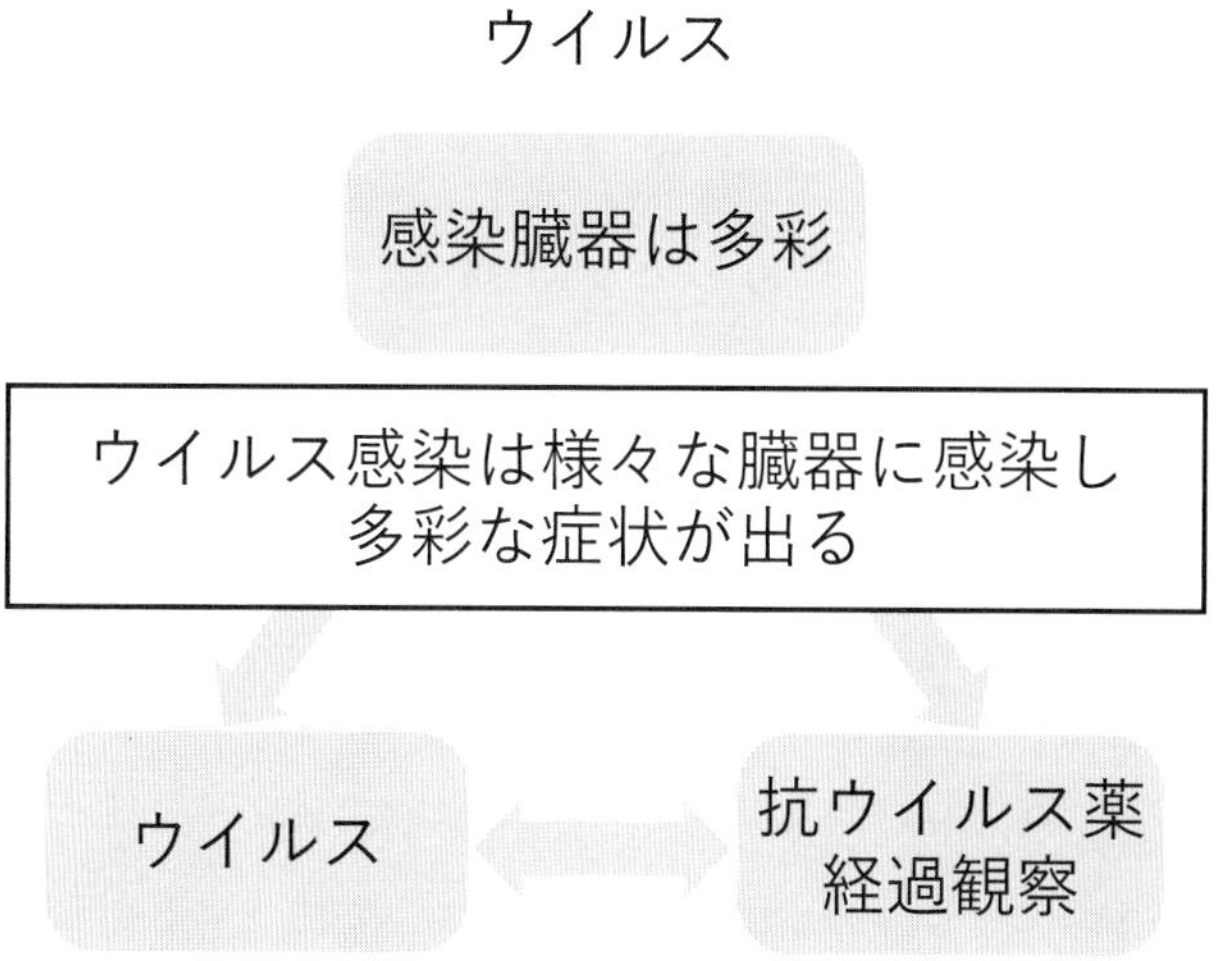
ウイルス
感染臓器は多彩
ウイルス感染は様々な臓器に感染し
多彩な症状が出る
ウイルス
抗ウイルス薬
経過観察

風邪を引き起こすウイルスごとの各症状の頻度（%）

ウイルス	咽頭痛	せき	鼻水	鼻づまり（鼻閉）	熱	倦怠感	結膜炎
アデノ	95	80	70	–	70	60	15
コクサッキー	65	60	75	–	35	30	30
RS	90	65	80	95	20	–	65
エコー	60	50	99	90	10	45	–
ライノ	55	45	90	90	15	40	10
コロナ	55	50	90	90	15	40	10
パラインフルエンザ	75	50	65	65	30	70	5
すべて	70	80	95	95	–	–	60

Ann Allergy Asthma Immunol 1997;78(6):531-539.

皆さんご存じの、**風邪（感冒）**などは、まさにウイルス感染の特徴を如実に物語っています。風邪を引くと、発熱、のどの痛み、せき、鼻水などが、ほぼ同時に起こりますよね。

上図は、風邪を引き起こすウイルスと症状を一覧にしたものですが、どのウイルスも、喉痛（咽頭痛）、せき、鼻水、鼻づまりなど、複数の症状を引き起こす頻度が高いことが見てとれます。

これはつまり、風邪のウイルスがのどだけ、気管・肺だけ、鼻だけではなく、複数の器官の細胞に感染して増殖しているからなのです（ちなみに発熱は、これらの感染に反応した体の免疫機能が、ウイルスを排除するために、体の熱を上げるために起こります）。

細菌とウイルスとでは「使える薬」が違う

細菌は「抗生物質」、ウイルスの薬は作るのが難しい

こうした細菌とウイルスの違いがわかると、使うべき薬剤が異なるというのも、すぐに理解できるかと思います。

細菌は細胞を持つ生物ですから、細胞膜や細胞壁を破壊して殺す薬剤、すなわち「抗生物質」が有効です（抗生物質が効く仕組みにはさまざまなものがあります）。

しかし、ウイルスは、すでに説明したように、細胞に侵入して増殖します。となると、細胞膜を破壊するのではなく、細胞に入り込んだウイルスに対処しなくてはいけません。

より厳密にいえば、細胞内でのウイルスの複製を阻害する薬剤や、複製されたウ

イルスが細胞外に放出されることを阻害する薬剤が必要となるのです。

たとえば、抗インフルエンザ薬の一種「アビガン」は、ウイルスの細胞内での複製を阻害する薬として、新型コロナウイルスへの効果が期待されています(2020年5月現在)。ただしアビガンには「催奇形性《さいきけいせい》」(奇形児が生まれる性質)があることが指摘されているため、妊婦の服用は避けなくてはなりません。

もう1つ、現時点で新型コロナウイルスへの効果が期待され、日本でも承認されているのは、エボラ出血熱の治療薬「レムデシビル」です。レムデシビルも、アビガンと同様、細胞内でのウイルスの複製を阻害する薬剤です。

新型コロナウイルスは未知のウイルスであるため、2020年6月時点で特効薬やワクチンが開発されていません。それでも、風邪を引き起こす「コロナウイルス」の新型であることや、ウイルスのなかでも「RNAウイルス」という種類であることなど、わずかながら現時点でわかっていることがあります。

これらの情報から、「新型コロナウイルスと同種類のRNAウイルスであるインフルエンザやエボラ出血熱に使われてきた抗ウイルス薬ならば、効果があるのでは」と、ある程度〝当たり〟をつけて既存の薬剤を試用している段階なのです。

本書が刊行されるころには、もう少し、はっきりしたことがわかってきていることを期待します。

●なぜ「風邪には抗生物質」は誤りなのか?

もちろん、私たちが気をつけなくてはいけないのは、新型コロナウイルスだけではありません。

最も身近で、おそらく誰もがかかったことのある感染症は「風邪（感冒）」です。ところが、これほど一般的な感染症であるにもかかわらず、風邪には、間違った薬の処方が行なわれることが多いのです。

「ウイルス」と「細菌」のおさらいもかねて、見ていきましょう。

思い返してみていただきたいのですが、病院で「風邪」と診断されて、解熱鎮痛剤などと一緒に「抗生物質」を処方された——おそらく、誰にでも覚えのあることではないでしょうか。これの何が間違っているのか、細菌とウイルスの違いを理解した今なら、すぐにわかるはずです。

風邪の原因は、ウイルスであることがほとんどです。そして抗生物質は細菌を殺す薬剤であり、ウイルスを排除することはできません。つまり、「ウイルス性の風邪で抗生物質を飲んでも、意味がない」のです。

もし、「風邪」と診断され、抗生物質を飲んだ後に「効いた！」と感じたことがあるのなら、それは、実は抗生物質の作用ではなく、解熱鎮痛剤で症状が軽減したか、自分の免疫力のおかげで風邪が治ったからと考えたほうがいいでしょう。

ただし、なかには、風邪のような症状が現れる細菌感染症があることも事実です。たとえば、せきはなく、のどの痛みと38度以上の発熱が現れた場合は、「溶連菌」による急性溶連菌性咽頭炎が疑われます。急性溶連菌性咽頭炎の多くは放っておいても治るのですが、働いている人など、できるだけ早く症状を緩和したい場合には、抗生物質が有効です。

そして、抗生物質を飲むのなら、処方された分を、指示された日数で、きっちり飲み切ることも重要です。中途半端に抗生物質を飲むと、体内で細菌が生き残り、その細菌が抗生物質に強い「耐性菌」に変異する恐れがあるためです。

●「風邪」は診断が難しい!?

ここまで読んで、「じゃあ、そもそも〝風邪〟っていったい何なの?」と思った方もいらっしゃるかもしれません。

専門的に定義すると、風邪とは、「鼻水、せき、咽頭痛の3つが、同時に、同程度、現れている」というものです。

患者さんが「鼻水が出る、せきも出るし、のども痛い」、そして「すべて同じくらい」と訴えたら、「あなたは風邪ですね」となるわけです。多くの場合、免疫反応の1つとして発熱も見られます。

一方、鼻水、せき、のどの痛みのうち、どれか1つの症状が際立っている場合は風邪の中に含まれますが、また別の診断名となります。

鼻水やせきよりも、強いのどの痛みが際立っている場合（咽頭症状）は、「急性咽頭炎」、鼻水やのどの痛みよりも、せきが際立っている場合（下気道症状）は「急性気管支炎」、せきやのどの痛みよりも鼻水が際立っている場合（鼻症状）は、「急性副鼻腔炎」が疑われます。

せき、鼻水、のどの痛みのどれか1つが現れると、おそらく多くの人は「風邪かな？」と思うことでしょう。しかし、実は「どの症状が、どれくらい現れているか」によって、診断は異なってくるのです。したがって、医師が正確に診断を下し、なおかつ、それが細菌によるものなのか、ウイルスによるものなのかを明確にしたうえで、適切な薬が処方されなくてはいけません。

医師が正確に診断しなくてはいけないというのは、もちろん、すべての病気にいえることです。ただ、こと風邪においては、医師ですら、細菌とウイルスを混同し、十把《じっぱ》一絡《ひとから》げに抗生物質を処方してしまう場合が少なくありません。

本来ならば「飲まなくていい薬」、もっといえば「飲んでも意味がない薬」「下痢などの副作用が出てしまう可能性がある薬」を処方されているかもしれない。患者さんからすれば由々しき話だと思いますが、これは、ある種、過去においては仕方

風邪の定義

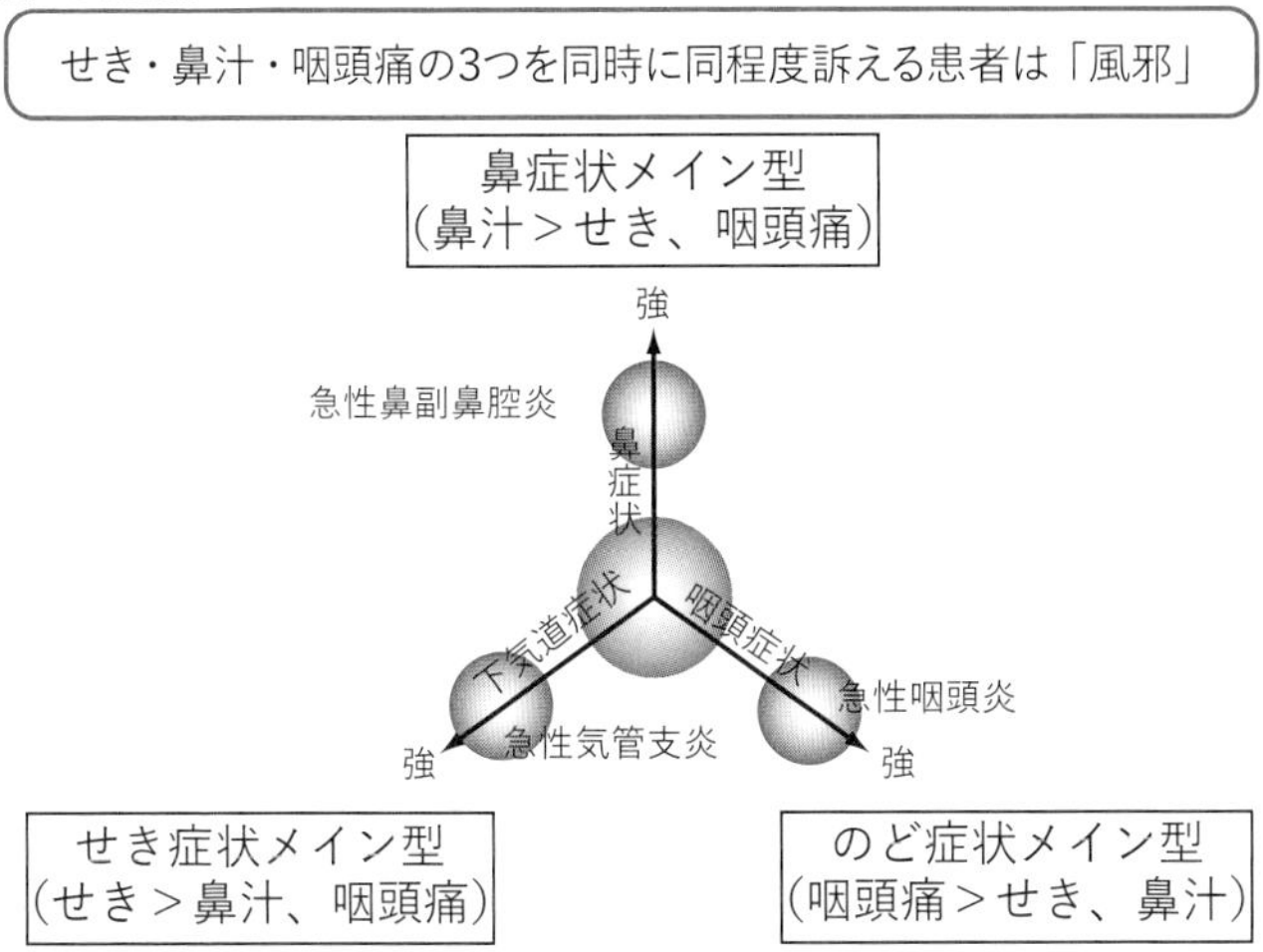

出典：抗微生物薬適正使用の手引き　第二版より引用

のないことでした。

というのも、日本の医学界で、臨床感染症が重要なテーマとして根付いたのは、実は、ここ10～20年ほどのことだからです。もともと日本では微生物学講座のような基礎感染症研究が盛んに行なわれていましたが、実際に患者さんをどのように診察し検査をすすめていくか、というような臨床感染症医は多くの大学病院に不在でした。

つまり、それより以前に医学を勉強し、その後も、あまり知識のアップデートを行なっていない医師は、感染症に関して、充分な知識・経験を持ち合わせていないと考えられるということです。

現に、今でこそ医学部では「感染症」の講

義が設けられていますが、私が医学生だったころには、先ほど挙げた「風邪の定義」を教わる講義などありませんでした。風邪をはじめとする感染症については、研修医時代に先輩医師から教わるという具合に、現場で多くを学んできたというのが正直なところです。

こうした現状がある以上、患者さんのほうでも、「細菌とウイルスは違う」「ウイルス感染症に抗生物質は効かない」という基礎知識を身につけておいていただければと思います。

「この〝風邪〟のような症状は、ウイルスによるものなのか、細菌によるものなのか？」という視点をもって医師の診察を受けるだけでも、より適切な医療を受けやすくなるでしょう。

飛沫《ひまつ》感染、接触感染、空気感染

ウイルスはどうやって感染するのか？

細菌、ウイルスの感染経路の種類は、「飛沫感染」「接触感染」「空気感染」の3つです。新型コロナウイルスに関する報道でも聞き覚えのある方がいるかもしれません。

「飛沫感染」は、感染者のせきやくしゃみによって「周囲に飛び散った飛沫」が自身の目や口などの粘膜についてしまったり、吸い込むことで、感染するという経路です。

次の**「接触感染」**とは、感染者の手などからモノへと細菌やウイルスが移動し、

飛沫感染する主な感染症

種類	病原体	疾患
細菌	インフルエンザ菌	インフルエンザ菌の中でも最も病原性が強い血清型b型の細菌による髄膜炎・肺炎・咽頭炎・敗血症
	髄膜炎菌	髄膜炎　敗血症
	ジフテリア菌	ジフテリア
	百日ぜき菌	百日ぜき
	ペスト菌	肺ペスト
	A群溶血性連鎖球菌	咽頭炎　肺炎　猩紅熱《しょうこう》
ウイルス	アデノウイルス	乳幼児の肺炎・咽頭炎
	インフルエンザウイルス	インフルエンザ
	ムンプスウイルス	流行性耳下腺炎
	風疹ウイルス	風疹
その他	マイコプラズマ	マイコプラズマ肺炎　気管支炎

出典：小林寛伊編：最新 病院感染対策Q&A エビデンスに基づく効果的対策（第2版），2004, p.11, 照林社，東京，一部改変

そこに触れた手などを介して感染するという経路です。

たとえば、感染者Aさんが、自分の口や鼻に触れると、口や鼻の粘膜から手へとウイルスが移動します。その後、Aさんが手を洗わずに電車に乗り、細菌やウイルスが付着した手でつり革につかまったとしましょう。

ここでAさんに付着していた細菌、ウイルスの何割かがつり革に移動します。そのつり革に健康なBさんがつかまると、今度はつり革からBさんの手へと細菌、ウイルスが移動します。そしてBさん

が、手を洗わずに自分の口や鼻に触れると、手に付着していた細菌、ウイルスがBさんの体内に侵入してしまうのです。

このように接触を介して細菌、ウイルスが移動することで感染するのが、接触感染です。

今お話ししたモノだけでなく、感染者の便も接触の媒体になる場合があります。1つ例を挙げておくと、「ノロウイルスの感染者の便や吐しゃ物には極力触れないように。処理をした後には、念入りに手を洗うように」と言われますよね。これも、ノロウイルスが接触感染するウイルスだからなのです。

3つめの**「空気感染」**は、文字どおり「空気を介して感染する」という経路です。感染者の呼吸によって放出された細菌、ウイルスが空気中に漂い、それを健常者が吸い込むことで感染します。つまり感染者と同じ空間にいるだけでうつってしまうという感染経路です。

接触することで感染する主な感染症

種類	病原体	引き起こす疾患・感染しやすい状態
ウイルス	A型肝炎ウイルス	A型肝炎（要介護者のおむつ替え時等に感染）
	ロタウイルス	腸炎　下痢症（乳児のおむつ替え時等に感染）
	RSウイルス	呼吸器感染症（乳幼児に多く、免疫不全の成人は重症化しやすい）
	パラインフルエンザウイルス	乳幼児の呼吸器感染症
	エンテロウイルス	腸炎（乳幼児に多い）
	エボラウイルス	エボラ出血熱
	マールブルグウイルス	マールブルグ病
	ラッサウイルス	ラッサ熱
	アデノウイルス	出血性結膜炎
	ヘルペス（帯状疱疹）ウイルス	帯状疱疹（全身に広がっている場合、あるいは免疫不全患者の場合重症化しやすい）
	単純ヘルペスウイルス	単純ヘルペス　（新生児の場合、初感染で重症化する恐れがある）
	風疹ウイルス	先天性風疹
細菌	多剤耐性菌※	腸管・呼吸器・皮膚・および創部《そうぶ》（傷などがある部分）の感染症（ウイルスは存在しても発症はしていない状態を含む）
	クロストリジウム・ディフィシル	偽膜性《ぎまくせい》腸炎（クロストリジウム・ディフィシル関連疾患を含む）
	腸管出血性大腸菌	腸炎（食中毒、おむつ替えの時等に感染）
	赤痢菌	赤痢（おむつ替えの時等に感染）
	ジフテリア菌	皮膚ジフテリア
	黄色ブドウ球菌	乳幼児の“せつ”や“とびひ”（傷ややけどによる感染で、包帯をしていないか、包帯で化膿した部分を保護していない場合）
寄生虫	しらみ	しらみ寄生虫
	疥癬虫（ヒゼンダニ）	疥癬《かいせん》

※多剤耐性菌：「MRSA（メチシリン耐性黄色ブドウ球菌）」「MDRP（多剤耐性緑膿菌）」「VRE（バンコマイシン耐性腸球菌）」「ESBL 産生腸内細菌科細菌」など

出典：小林寛伊編：最新 病院感染対策 Q&A エビデンスに基づく効果的対策（第 2 版）, 2004, pp. 12-13, 照林社 , 東京 , 一部改変

●「エアロゾル感染」とは何か?

ここで、日ごろ熱心に情報収集している人は、**「エアロゾル感染は?」**と思ったかもしれません。たしかに、新型コロナウイルス関連の報道で「エアロゾル感染の危険」が指摘されることもあるため、気になってしまうのも無理はないでしょう。

エアロゾル感染は、飛沫感染と空気感染の間のような感染経路です。感染者がせきやくしゃみをすると、飛沫が飛び散りますが、飛沫よりもさらに細かい粒子も一緒に飛び散ることがあります。

これを吸い込むことで感染するのが、エアロゾル感染です。

ならば、飛沫感染するウイルスでは、エアロゾル感染にも注意しなくてはいけないと思われるかもしれません。

実際のところ、エアロゾル感染に本当に警戒しなくてはいけないのは、感染の疑いのある人の検体の採取や、感染者の痰吸引や呼吸器の取り付けなどで、間近に感染者と接している医療従事者です。

一般の人の間でも、たしかに、このところ盛んにいわれている「三密（密閉、密集、密接）」の状態では、エアロゾル感染が起こる可能性はあるでしょう。たとえば、狭いライブハウスやカラオケボックスで大声で盛り上がるといったシチュエーションは、エアロゾル感染が該当する場合もあるかもしれません。

エアロゾル感染については わかっていないことも多く、ひょっとしたら、インフルエンザなどでもエアロゾル感染は起こってきたのかもしれません。だとしたら、今後、インフルエンザが流行する時期に「三密を避けること」が推奨されるようになる可能性もあります。

ともあれ、医療従事者でない方は、三密さえ避けていれば、あまりエアロゾル感染を心配する必要はありません。

●熱帯化する日本で、今後気をつけたいのは「蚊」を媒介とする感染

そして最後に、**「蚊媒介感染」**にも触れておかなくてはなりません。

蚊媒介感染とは、ウイルスに感染した人を刺した蚊や、原虫を持つ蚊から感染するという経路です。

「マラリア」などは蚊媒介感染症の代表格といえます。

マラリアは、「マラリア原虫」という原虫（微生物の一種）を持つ蚊が人を刺すことで、その人の血中にマラリア原虫が移植されてしまうというものです。マラリア原虫は、宿主の赤血球に入って増殖します。マラリアにかかると、高熱や頭痛、吐き気などの症状が起こります。悪性の熱帯熱マラリアでは、意識障害や腎不全などが生じます。そして無治療のままだと多くは死に至ります。

ほかに、2014年夏に日本でも問題になった**「デング熱」**も、蚊媒介感染する感染症です。「デングウイルス」というウイルスに感染した人を刺した蚊が、別の人を刺すことで感染します。発熱・頭痛・目の奥の痛みなどが特徴的な症状です。

蚊が媒介する感染症というと、アフリカや東南アジアなどの熱帯・亜熱帯地方がイメージされ、日本人には身近ではないように思われてしまうかもしれません。

しかし、グローバル化や、日本の夏が熱帯化している現状などに鑑みれば、蚊媒体感染も、日本人と無縁とは言い切れないのです。

「重症化しやすい」のは、どんな人か

高齢者、ステロイド剤、糖尿病は要注意

細菌、ウイルスには、それぞれ異なる特徴があります。したがって重症化しやすい体の状態は、厳密にいえば、細菌、ウイルスによって異なります。

たとえば新型コロナウイルスは、肺や心臓に多く存在する細胞（ACE2受容体のある細胞）に侵入します。そのため、もともと肺や心臓に問題を抱えている人は、新型コロナウイルスの重症化リスクが高いとされています。

また、交通事故の手術などで脾臓をとってしまった人は、肺炎球菌や髄膜炎菌に感染すると、重症化する確率が非常に高いことが知られています。

ただ、こうした細かな違いはさておき、まずは、総じて、「どういう人だと感染

症が重症化しやすいのか」を頭に入れておいたほうがいいでしょう。

●高齢者、HIV感染者は要注意

感染症は、有害な微生物が体内に侵入、増殖することで引き起こされる病気です。つまり感染症の原因は「外からやってきた敵」ですから、体を外敵から守る機能、つまり免疫が正常に働いているかによって、重症化リスクは左右されるといえます。

一例を挙げると、HIV陽性者です。

HIVは、「ヒト免疫不全ウイルス」という和名からもわかるように、免疫機能を著しく低下させるウイルスです。そのため、HIV感染者は、風邪などを引かないよう、常日頃から、気をつけなくてはなりません。

健康な人にとっては何ていうことのない風邪でも、HIV感染者にとっては重症化し、命取りになりかねないのです（といってもHIV感染症の治療は以前に比べると格段に進歩しています。1日1回1錠の薬を飲む必要がありますが、定期的に病院を受診し、薬を飲み忘れることがなければ、免疫力もほぼ正常に保つことができます)。

また、高齢者は、一般的に若い人よりも免疫機能が衰えているものです。今回の新型コロナウイルス感染症の死亡率は、全体では1・9%ですが、80歳以上の方の死亡率は11・5%となっています(厚生労働省 2020年4月26日)。普通の細菌性肺炎においても80歳以上の方の死亡率は10~20%と高くなっています。

加えて、高齢者には、がんなどの深刻な病気と闘病中であったり、高血圧や糖尿病などの生活習慣病を抱えたりしている人も少なくありません。このように、すでに何らかの病気があることもまた、重症化リスクを上げる1つの要因です。

喘息、アレルギーなどでステロイド剤を使用している人も重症化リスクが高い

他には、アレルギー疾患や自己免疫性疾患のためにステロイド剤を飲んでいる人なども、飲んでいない人よりは感染症の重症化リスクが高いといえます。

たとえば、ひどい発作を伴う気管支喘息がある人は、ステロイド剤を服用していることもままあります。

気管支喘息発作などのアレルギー疾患は、免疫が過剰に働くことで起こるものであり、ステロイド剤は、免疫機能をわざと抑えるように作用します。

内科でも、ステロイド剤の服用を続けてきた患者さんの場合は、どれくらいの量を、どれくらいの期間にわたって飲んできたかをお聞きします。そこから、その方がどれくらい感染症リスクが上がるかを見積もり、必要があれば「予防内服」といって細菌感染を起こさないように抗生物質をあらかじめ飲んでおく、という予防を行ないます。以上の内容をまとめると、
・免疫機能そのものが低下している人
・体に何らかの症状や病気を抱えている人
――要するに「外敵と戦うのに万全な状態」でない人は、感染症が重症化するリスクが高いというわけです。

●「糖尿病」は、さまざまな病気のリスクがある

「何らかの症状や病気」のなかでも、とくに注意が必要なのは糖尿病です。

感染リスクとしても、重症化リスクとしても、糖尿病があがらない感染症はない、といっても過言ではないほど、感染症全般において、糖尿病患者は気をつけなくてはなりません。

糖尿病とは、血中の糖濃度が高い状態が続く病気です。この状態が続くと、血液の濾過《ろか》装置である腎臓の障害や、末端の血管や神経の障害による四肢の壊死、視神経の障害による失明といった合併症が起こるという、非常に恐ろしい病気です。

では、なぜ、そんな糖尿病が、感染症を重症化させる要因となりうるのか。主な理由は3つです。

まず1つめの理由は、血糖値が高い状態が続くと、免疫に関わる白血球などの細胞の機能が低下する、つまり外敵と戦う免疫機能が低下してしまうからです。糖尿病患者は、尿路感染症や呼吸器感染症、皮膚の感染症などにかかりやすく、重症化もしやすい傾向があります。その一大要因は、免疫機能が下がっていること、というわけです。

2つめの理由は、血中に通常より多く漂っている糖が、細菌の栄養、エサとなるからです。先ほど、細菌は、栄養を摂取し、自己再生産すると説明しました。血中にたくさんある糖が、細菌の「食べて、増える」という増殖プロセスを加速させてしまう可能性が高いのです。

そして3つめの理由は、糖尿病患者は、痛みや触覚などの感覚が鈍っている場合が多いからです。たとえば、水虫は「白癬菌《はくせんきん》」の接触感染によって起こる感染症ですが、水虫になったところから細菌が侵入し、蜂窩織炎《ほうかしきえん》という状態になってしまうことがあります。

本来この蜂窩織炎になってしまうと、痛みを感じるためすぐにわかるのですが、糖尿病患者は皮膚感覚が鈍ってしまっているために、蜂窩織炎がかなり悪化するまで異常に気づくことができないケースがあります。なかには、足ごと切断しなくてはならない壊死性筋膜炎《えしせいきんまくえん》という状態になるまで気づかないこともあるほどです。

これは決して水虫だけではなく、虫刺されのところから細菌が侵入してしまったり、ちょっとした傷口から侵入し、重症化することもあります。

なぜ、感染しても発症しない人がいるの？

☑「感染」と「発症」は違う

同じ細菌やウイルスでも、何となく「感染しやすい人」と「感染しづらい人」がいるような気がすることはないでしょうか？　同じクラスで同じグループにいたのに、Aさんは感染したけれど、Bさんは感染しなかった、そんな覚えのある方も多いかと思います。

もしかしたら「感染しやすい人」と「しにくい人」がいるのではないかと思う方もいるかもしれませんが、その分類は的確ではありません。より的確に理解するには、「感染」と「発症」を分けて考える必要があります。

まず、「感染」とはどういうことかというと、**「飛沫、接触、空気を介して細菌やウイルスが体内に入ってしまった」**ということです。

同じように感染者と「濃厚接触」した人の中で、感染した人、しなかった人に分かれるのも、「体内に細菌やウイルスが入ったかどうか」の違いに過ぎません。飛沫感染するウイルスの場合、感染者の飛沫を吸い込んでしまった人は感染するし、運よく飛沫を吸い込まずに済んだ人は感染しないということです。もちろんその量や、その時の体の免疫力によっても多少異なることがあります。

では、次に**「重症」「軽症」**というのはどうでしょうか？

まず「発症」とは。何か有害な細菌やウイルスは、体内で増殖し、器官や臓器に取りついて悪事を働きます。それがせきや発熱などの症状として表に現れた状態が、「発症した」ということです。

今、「悪事」といいましたが、もう少し説明しないと語弊があるかもしれません。

これは、人間側からすると「細菌やウイルスが悪事を働いているように見える」

という話であって、実際のところ、細菌感染症やウイルス感染症の症状のほとんどは、「外敵」と見なした異物を排除しようとする体の免疫反応によるものです。

つまり、私たちの免疫機能が細菌やウイルスという異物を排除しようとして、せきが出る、鼻水が出る、くしゃみが出る、さらに過剰に働くと、肺など自分の臓器を傷つけてしまう――といった具合で、症状が現れたり、悪化したりするのです。

もちろん、体内に侵入して増殖を続け、かといって共存もできそうにない異物を、体は放っておくわけにはいきません。免疫機能が適切に働いてこそ、感染症から身を守ることができます。免疫機能は、自分の体を守ろうとして働く。その働き具合が表に現れたものが「症状」であるということは、ぜひ覚えておいてください。

ちなみに、今回の新型コロナウイルス感染症において、**「サイトカインストーム」**という言葉を聞いた方もいらっしゃると思います。重症化したり、死亡してしまった方は、このサイトカインストームが原因となっている可能性があるといわれているのです。サイトカインとは細菌やウイルスから身を守ってくれる免疫系の活性化や抑制を担う物質です。本来であれば身を守る重要な役割を担《にな》っていますが、感染症を契機にこの役割が暴走し、サイトカインが過剰に産生され、臓器不全、ひどい時には死に至ってしまうのです。免疫とはこのように非常に微妙なバランスで保たれています。

話を戻しましょう。

「軽症」、「中等症」、「重症」は、バイタルサインで分類をすることが一般的です。バイタルサインとは、「生命維持活動に必要な体の数値」のことで、血圧、脈拍数、呼吸数、血中酸素飽和度、体温、意識の有無などでみます。バイタルサインがすべて正常、もしくはその程度が軽度であれば軽症、いくつか異常値でもその程度がそれほどでもない時は中等症、どれか1つでも大きく正常値と離れていて命の危険性がある時は重症となります。

新型コロナウイルスの場合、肺に感染し肺炎になることが多いので、発熱以外では**呼吸数や血液中の酸素濃度が低下**します。「軽症と言われたのに、高熱が出て大変だった」という方もいますが、新型コロナウイルスで命にかかわる状態とは、血中の酸素が少なくなり息がしづらくなる症状が出ていることです。そのため、高熱が出てしんどい状況でも「軽症」と言われたりするのです。

●感染しているのに症状が出ない「無症候性感染者」

なかには、細菌やウイルスに感染しても、まったく症状が現れない人がいます。これを、**「無症候性感染者（または「不顕性《ふけんせい》感染者」）」**と呼びます。

症状が現れていなくても、感染していれば、検査では基本的に陽性になります。

また、細菌やウイルスによって感染力の違いはありますが、感染していれば、人に感染させる可能性もあります。

新型コロナウイルスでも、最初のうちは「何も症状がない＝感染していない」と考える人が多く、やがて「無自覚のうちに感染を拡げてしまう感染者」が問題視されていきました。現に新型コロナウイルスは、無症候性感染者の鼻腔《びくう》などからも検出されています。感染していることに本人が気づかないまま人と接し、感染させてしまうパターンもあるということが、急速に認知されたわけです。

ベトナムのホーチミンでの研究では、新型コロナウイルス患者と濃厚接触した1万4000名に対しPCR検査を施行したところ、49名が陽性となりました。そのうち30名が研究に参加し、43%にあたる13名が無症状のまま経過し、このうち2名が、他の4名に感染させていたということです。

なお、発症した人においては、症状が現れる2日前から、症状が出た当日あたりが、体に保有するウイルス量が最も多い時期で、その時期が一番周囲に感染させてしまうリスクがあるということがわかってきています。**「症状がない、元気な時期」に最も周囲へ感染させてしまいやすい**という、非常に拡大しやすい特徴を持っているのが、新型コロナウイルスなのです。

●どんな感染症にも「無症候性感染者」がいる

少し話が脱線しましたが、なぜ症状が出ないのか?ということについては、正直よくわかっていません。ウイルスが体内に入ってきても、そのことに免疫系が気づかず、知らぬ間に排除しているのか?細胞の受容体にウイルスがくっつくことができないのか？ さまざまな説がいわれていますが、無症候感染者については、1つ、非常に示唆に富む事例があります。それは、マラリアの無症候感染者です。

マラリアは非常に致死率が高い感染症なのですが、感染しても無症候で終わる人や、発症後に軽症で済んでしまう人が一定数います。そして、その理由は「鎌状赤血球症」という病気にあるということが、すでにわかっているのです。

通常、赤血球は真ん丸の形をしているのですが、鎌状赤血球は、少し歪《いび》つな形になっています。つまり鎌状赤血球症は、赤血球に異常があるという「病気」であり、重度の貧血といった深刻な症状も伴います。

それが、マラリアにおいては、メリットとして働きます。というのも、鎌状赤血球は、マラリア原虫に侵入されると、すぐに壊れてしまうからです。増殖するために必要な赤血球が壊れてしまったら、マラリア原虫は増殖できません。そのため、鎌状赤血球症の人は、マラリアが発症しにくい、あるいは発症しても治りやすいというわけです。

鎌状赤血球症は、日本でも稀に見られますが、アフリカに多く見られます。ある地域では、人口の10%が、鎌状赤血球症であるといわれています。

マラリアが発生しやすい土地で、マラリアにかかりにくく、治りやすい要因となる病気が多く見られる。これは、一つの「進化」の形といってもいいのかもしれません。マラリアにかからないよう、人体のほうで、突然変異的に赤血球の形が変容し、その赤血球の持ち主がマラリアで死なかったことで、同様の赤血球を持つ子孫が生まれ続けている。そうとも考えられるのです。

鎌状赤血球は、赤血球の形が普通ではないというものですから、もちろん、細胞の受容体とまったく同様に考えることはできません。

でも、ひょっとしたら、ウイルスは体内に侵入しているけれども、細胞の受容体にうまくハマらないために、細胞が感染しない。そういう人たちが、無症候性感染者の一定割合を占めているかもしれないのです。

無症候性感染者は、その細菌やウイルスの毒性の強さとは関係なく、存在します。たとえば、２０１４年、西アフリカを中心に流行したエボラ出血熱は、感染力も致死性も非常に高いウイルスですが、感染しても無症状のまま免れた人たちが一定数います。また、かつて世界中で数千万~億単位の死者を出したペストやスペイン風邪のパンデミックでも、当然、生き残った人たちがいます。そうでなくては、とっくに人類は滅亡しているはずです。いわば私たちは、こうしたパンデミックを生き延びた人たちの子孫といえるのです。

しかし、症状が出ていなくても、それが飛沫や接触を通じて誰かに伝われば、その人が感染するということです。この新型コロナウイルスのパンデミックに際して、私たちには、たとえ元気であっても、極力、外出を控えたり、2メートル（最低1メートル）の「ソーシャル・ディスタンス」をとったりすることが求められています。これは、無症候性感染者から感染しないようにするため、そして、自分自身が無症候性感染者として人に感染させないようにするためなのです。

新型コロナウイルスの特徴

潜伏期間が長く感染しやすい

2019年年末から2020年の初めに、中国の武漢で確認された新型コロナウイルスは、またたく間に世界中に伝播され、非常に深刻な社会的ダメージを受けた地域もありました。

みなさんにとっても、目下、一番の関心事は、やはり新型コロナウイルスでしょう。新型コロナウイルスは、読んで字のごとく「新型のコロナウイルス」です。風邪を引き起こす「コロナウイルス」は4種類知られており、ずっと前から存在するウイルスなのですが、今回、その「新型」が現れたということです。ちなみにSARS、MERSもコロナウイルスですので、今回の新型コロナウイルスは、従来の4種、SARS、MERSに続く7番目のコロナウイルスということになります。

新型コロナウイルスが、いつ、いかにして生まれたのかは、「どうやら最初の感染者は武漢である」ということ以外、ほとんどわかっていません。ただ、世界各地の研究機関の尽力により、ウイルスの特性は少しずつ解明されてきています。

●新型コロナウイルスの症状と経過

まず挙げられる特徴は、せき、鼻水、のどの痛みのなかでも、**せき症状（下気道症状）**が際立っているという点です。しかも、たとえ軽症であっても、**だらだらと何日間もせきが続きます。**

「軽症」とは名ばかりで、実際は非常につらい――そんな感染者の実録を、すでに耳目にしている方も多いでしょう。よくある風邪ならば、1～2日で回復するのが普通ですから、風邪よりは、はるかに大変な感染症といえます。

また発症時の症状としては、せき、鼻水、のどの痛みという基本的な症状以外に、

下痢、結膜炎、味覚や嗅覚の喪失、しもやけのような症状なども報告されています。なかには、脳を包んでいる膜にまでウイルスが達し、**髄膜炎**になってしまったというケースもありました。これは今のところレアケースであり、幸い、その患者さんも、今では回復しています。

とはいえ、新型コロナウイルスは、まだ何が起こるかがわかりきっていないウイルスなのです。決して侮ってはいけません。

一方、重症化や死亡する確率が低いというのは、一つの安心材料でしょう。感染し、発症した人のうち、**8割は軽症から回復**へと向かいます。

ただし残りの2割は、重症化して肺炎等を発症します。

肺炎とは、肺の中で酸素を取り込み、二酸化炭素を吐き出す「肺胞」に炎症が起こること。レントゲンを撮ると、肺が真っ白に写ります。肺炎が起こると、酸素が体内に行き渡りにくくなるため、**息苦しさや呼吸困難**を感じるようになります。

さらに、**重症化した2割のうち数パーセントが、命に関わりかねない事態**となって、人工呼吸器や人工肺（エクモと呼ばれるもの）が必要になります。そして最悪の場合、肺炎等が致命的な状態にまで進行して亡くなってしまうのです。

また、重症化の一つの要因として「血栓」つまり血のかたまりがさまざまな場所でできてしまっているという報告も出てきています。どうやら新型コロナウイルスが重症化する原因には、さまざまな因子が関係しているようです。

●なぜ、ここまで感染が広るのか

感染してから発症するまでの「潜伏期間」が長いというのも、新型コロナウイルスの特徴です。

インフルエンザは、ウイルスに感染してから1日程度で発症します。それに対して新型コロナウイルスは、**感染してから発症するまで平均して5日間、長い場合は2週間**にも及びます。

当然、本人には感染している自覚がありません。だから、いつもと同じように出歩き、人とも接してしまう。しかし、無症状であっても感染していれば感染力はあるため、知らないうちに、人にうつしてしまうというわけです。

新型コロナウイルスがパンデミックにまで発展したのは、潜伏期間が長く人から人へと感染する機会が多くなることが、大きな要因であるといっていいでしょう。

●どんな人が重症化しやすいか

新型コロナウイルスに感染、発症したのち、重症化するリスクが高い人の特徴が明らかになってきました。

・高齢(65歳以上の人)
・慢性肺疾患:肺気腫、COPD(慢性閉塞性肺疾患。たばこの煙などが原因で起こる)など
・心血管病:高血圧症や弁膜症など
・糖尿病
・肥満
・免疫不全宿主(AIDS、ステロイド・免疫抑制剤長期使用、骨髄・臓器移植)

・喫煙
・腎疾患進行期（透析など）
・肝疾患（肝硬変など）

また、感染症全般にいえることとして、前に「免疫機能が低下している人は重症化リスクが高い」と説明しましたが、もちろん、新型コロナウイルスにも当てはまります。

高齢者のほうが重症化する確率も死亡する確率も高いデータが出ているのは、やはり高齢者ほど、肺や心臓が弱っている人が多く、若い人と比べると免疫機能が落ちているからでしょう。

とはいえ、若い人が重症化したケースや死亡したケースも、数的には少ないながらも報告されています。

したがって、「自分は若いから大丈夫」「高齢者と接しないので大丈夫」と思わないこと。

また、「症状はなくても、感染している可能性がある（つまり、人にうつす可能性がある）」という意識を持つこと。

そして最低でも感染者がいなくなり、新型コロナウイルスのワクチンや薬ができるまでは、感染しない、感染させないように細心の注意を払って生活することが重要です。感染拡大期では、感染直後の急性期症状が取り上げられますが、今後しばらくしてから、感染後のまだ見ぬ後遺症が出てしまう可能性だってあります。そういった点からも、「感染しない・させない」ことが何よりなのです。

次章では、「自分が感染しないため」「人に感染させないため」「大切な人を守るため」に、感染症とともに暮らしていくための重要な行動の指針を、具体的にお話ししていきます。

主にのど・せき・鼻水などの症状がある感染症

インフルエンザ・マイコプラズマ・溶連菌

●インフルエンザ

インフルエンザも、死に至る可能性のある感染症として、皆さんご存じのことでしょう。日本語では流行性感冒と呼ばれていました。とくに２００９年に猛威をふるった新型インフルエンザは、それまで一度も流行したことがないウイルスだったことから、世界的にパンデミックと呼ばれる状況になりました。

ここでは、季節性インフルエンザについて、説明します。

インフルエンザは、**突然の高熱やのどの痛み、せき・鼻水に加え、頭痛、関節痛、筋肉痛**などの全身に強い症状が出るのが特徴です。

感染経路は、**飛沫感染と接触感染**です。

流行の原因となるインフルエンザには、A型とB型があり、しかもそのなかでもさまざまな型があったり（A香港型、Aソ連型など）、少しずつ変異しているなど、やっかいなウイルスです。A型、B型の両方が流行した時は、続けて2回感染したり、ワクチンを打っても感染するといったことが起こります。

予防としては、インフルエンザが流行する**12月から3月に備えてワクチンを接種**することのほかに、**人混みへの外出を控える、マスクを利用する、手洗いをする、加湿器などを利用して空気が乾燥しないようにする**といった方法があります。

インフルエンザにかかった場合は、タミフル、リレンザ、イナビルなどの抗インフルエンザ薬があり、**発症48時間以内に使用**することになっています（2日以降の場合、充分な効果は見込めないとされています）。ちなみに、タミフルを内服するメリットは、「約16時間早く症状が治まる」ことです。多くの人は飲まなくても自然に改善します。

●マイコプラズマ

マイコプラズマ肺炎は、マイコプラズマ・ニューモニエという細菌による感染症です。報告される症例の**80%は14歳以下**です。

感染経路は、**飛沫感染と接触感染**です。潜伏期間が2~3週間と長く、**発熱、全身の倦怠感、頭痛、痰を伴わないせき**などの症状があります。多くの場合、気管支炎ですみますが、一部、重症化して肺炎となるケースも報道されています。

今のところマイコプラズマのワクチンはありませんが、基本的に予防法は、インフルエンザと同様、**人混みへの外出を控える、マスクを利用する、手洗いをする、加湿器などを利用して空気が乾燥しないようにする**です。感染した場合、抗菌薬を服用します。

●溶連菌

子どもがいる家庭では、溶連菌という名前をよく聞くかもしれません。正確にはA群溶血性連鎖球菌による感染症です。

主な症状はのどの痛みで、咽頭炎や扁桃炎を引き起こします。**風邪に見られる鼻水やせきが出ず、扁桃腺に白い膿がくっつく**のも、この感染症の特徴です。

溶連菌は、病院ですぐに検査もできますが、次の特徴のうち3つがそろえば、75%程度の確率で診断ができます。

- **38度以上の発熱**
- **せきがない**
- **首の前のリンパ節がはれている**
- **扁桃に白い膿がついている**

抗菌薬を内服することで、症状が1日早く改善します。

予防法は、これもインフルエンザ同様です。

主に腹痛・下痢などの症状がある感染症

夏場に多い細菌性、冬に多いウイルス性

ひどい腹痛や下痢を伴う感染症があります。
主に夏場に多いのは細菌性の食中毒、冬に多いのはウイルス性の嘔吐下痢症です。

●細菌性の食中毒

腸管出血性大腸菌O－157、カンピロバクターが代表的です。
O－157は、家畜などの糞便に見られ、水や食物を介して感染します。
感染力が強いうえ、水や土の中でも数週間～数か月生存し、冷凍庫でも生きてい

る、胃酸にも強いという性質を持ちますが、**75度以上の加熱を1分続けることで死滅する**といわれています。

感染すると、４〜８日の潜伏期間ののちに、**激しい腹痛とともに下痢（水っぽい便に続いて血の混じった便）**の症状が出ます。Ｏ－１５７は怖いイメージがあると思いますが、おそらくそれは「死亡者が出る」からだと思います。Ｏ－１５７で重症化し、死亡してしまう理由は、細菌そのものの強さではなく、感染をきっかけとして**溶血性尿毒症症候群**《ようけつせいにょうどくしょうしょうこうぐん》という状態に陥ってしまうことがあるためです。**溶血性貧血、血小板減少、腎不全**が主な三徴候で、下痢発症後６〜９日目くらいに発症し、３〜５％の人が死亡します。

発症リスクのある人としては次のようなものが知られています。

①年齢（5歳以下、高齢者）
②血性下痢
③発熱
④白血球増多

⑤下痢止めの使用
⑥抗菌薬の使用

このことからもとくに高齢者や子どもは、生肉（ユッケやレバ刺しなど）や火の充分通っていない肉（生焼けのステーキやハンバーグなど）は避けるべきです。

予防としては、

・調理前に手洗いをする
・生鮮食品はすぐ冷蔵庫に入れる
・75度で1分以上加熱する

といったことを励行しましょう。

カンピロバクターは、日本の近年の食中毒の中では最も発生数が多いです。とくに原因として多いのは加熱不足の鶏肉。また、バーベキューや焼き肉などで感染する事例もあります。

潜伏期間は、2～7日とほかの食中毒に比べて長いのが特徴です。

症状としては、他の食中毒と同様、下痢、腹痛、発熱、頭痛、嘔吐などが見られますが、多いのは**「38度を越える発熱と腹痛」**です。また、カンピロバクターは**ギランバレー（Guillain Barré）症候群**という神経の病気を後に発症してしまうことがあります。アメリカでは、1000例に1例程度発症すると推定されています。呼吸ができなくなってしまうこともあり、「ただの食中毒」では済みません。

予防としては、O-157と同様ですが、

- **調理や保存する際に、肉を、他の食材に触れさせない**
- **生の鶏肉、牛・豚レバーなどに触れた調理器具や手は充分に洗浄する**
- **調理器具や食器は熱湯で消毒し、乾燥させる**

といった工夫も必要です。

●ウイルス性の嘔吐下痢症《おうとげりしょう》

嘔吐下痢症を引き起こすウイルスには、ノロウイルス、ロタウイルスなどがあります。

ノロウイルスは、ノロウイルスに汚染された飲料水や食物で感染します。とくに生カキなどの二枚貝で感染することが知られていますが、ノロウイルスがついた指でほかの食材を触り、その食材を食べることで感染する例（ヒト―ヒト感染）もよく見られます。

ノロウイルスは感染力が強いウイルスです。最少18個のウイルスで感染を成立させることができ、**1gの便（ティースプーン1/4杯）で約50億人（世界人口の約70％）を感染させられる**といわれています。感染経路は、**経口感染、接触感染**が中心ですが、ノロウイルスに感染した人の吐しゃ物の清掃がしっかり行なわれず、**空気中にウイルスが漂ってしまうと空気感染を起こす**ことも知られているので、処理には注意が必要です。

症状としては、**嘔吐・下痢、腹痛で、あまり高い熱は出ない**ことが多いです。症状が出ているのも平均1～2日間であまり重症化することはありませんが、高齢者などは注意が必要です。

ノロウイルスについては特効薬がありませんが、長引く病気ではありません。嘔吐と下痢で通常より水分排出が多くなるため、一番気をつけたいのは、**脱水症状にならないようこまめに水をとる**ことです。

予防としては、O‐157などと同様、**きちんと手を洗う、吐しゃ物がある場合は処理する人以外はそこに近づかない（3メートル以上離れる）**ようにします。

処理する人は、マスク、手袋、エプロンなどをして、ペーパータオルなどで吐しゃ物を拭きとり、その後、薄めた塩素系漂白剤で浸すように床を拭き取り、最後に水拭きをします。ウイルスが乾燥して空気中に漂い感染する可能性がありますので、換気にも注意しましょう。

おむつや拭き取りに使用したペーパータオルはビニール袋に入れて廃棄します。汚れた衣服などは、そのまま洗濯機に入れず、マスクと手袋をした上で洗剤を入れたバケツなどで水洗いをした後、塩素系漂白剤で消毒するとよいでしょう（なお、幼稚園や保育園などの場では、感染が広がる恐れがありますので、ビニール袋に入れて家庭に戻すといった処理が安全でしょう）。

ロタウイルスによる胃腸炎は、子どもに多く5歳までにほぼすべての子どもが感染するといわれています。感染経路は、主に患者の便などです。症状は水のような**下痢や嘔吐**が繰り返されます。

抗ウイルス薬はないので、かかったら水分補給などに気をつけます。

ロタウイルスも感染力が強いので、完全に予防することは難しいですが、日本では**任意で2種のワクチンが認められています**。乳児の場合はワクチン接種を検討してもよいでしょう。

予防としては、**オムツを処理する時にゴム手袋を使う、手洗いを励行する**、といったことが挙げられます。

第2章
うつらない・うつさないために何をするか

基本中の基本は「手洗い」と「アルコール消毒」

間違ったやり方をしている人は意外と多い！

第2章では、新型コロナウイルス、インフルエンザや溶連菌など「飛沫感染」「接触感染」でうつる菌・ウイルスへの感染対策の解説をしながら、家庭でよくある食中毒（ノロウイルス・O－157）や、今後日本でも流行が心配な蚊を媒介とする病気への対策も紹介していきます。

感染症対策については、「何を、どこまでやればいいのか」と迷っていらっしゃる方も多いかと思います。

あふれるネット情報のなかには、さしたる根拠もなく過剰なだけの対策や、誤った情報なども多く入り混じっており、科学的に正しい情報をまとめることの重要性を、改めて痛感しています。

本章では、「医療従事者の行動の指針（実際に日ごろ実践していること）」をもとに、一般の方々が「感染症から身を守るために、何をどれだけやったらいいのか」を、できるだけ具体的に見ていきます。はじめに、最も基本的なところから見ていきましょう。

細菌、ウイルスの感染から身を守る基本は、とにもかくにも「手の衛生（手指《しゅし》衛生《えいせい》）」、つまり**「手洗い」**と**「消毒」**です。なぜなら、普段モノに触れたり、モノを扱ったりしている手は、細菌やウイルスが付着するリスクが最も高いからです。

普段皆さんがよくなさっているのは、「手洗い」と、新型コロナウイルスの流行後に広がった「アルコール消毒」ではないでしょうか。

この2つの方法は、厳密にいうと目的が違います。「手洗い」は洗浄、「アルコール消毒」は、消毒のために行なうものです。医療現場では、目に見える汚れがあるときには手洗い、目に見える汚れがないときにはアルコール消毒、としています。

まずは、その正しい方法から紹介していきましょう。

●「手洗い」は一番手軽で効果的な対策になる

手洗いは基本中の基本。一番効果的ともいえるほど重要な感染症対策です。手洗いは、比較的、日本人にはよく根付いている習慣だと思いますが、反面、洗っても「さっと水に流して終わり」という方もいるのではないでしょうか。「正しく手洗いできていなかった」という実態も浮き彫りになっているようです。

洗浄とは、手に付着しているかもしれない細菌やウイルスを「洗い流す」ということです。そして「しっかりと洗い流す」には、それなりの時間をかけ、洗い残しがないように手順を踏まなくてはいけません。次ページに、正しい手洗いの手順をまとめておきます。

とくに洗い残しが起こりやすいのは、手の甲、指の間、親指（とくに親指の付け根）、指先です。正しい手洗いの工程を忘れてしまったとしても、この4点を意識的に洗い、後は、手首まで含めて、まんべんなく「揉み手」をすれば充分です。最低でも、30秒かけてしっかり洗いましょう。「ハッピーバースデーの歌を2回歌う」

正しい手の洗い方

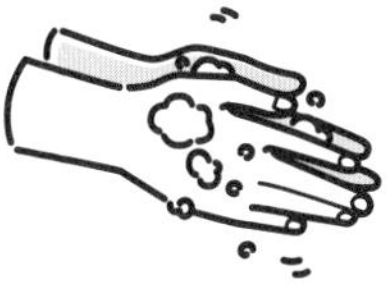

1 流水で手から手首までをよく濡らし、石鹸を泡立てて、手のひらをよくこする

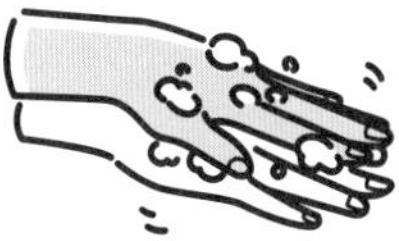

2 手の甲を洗う：片方の手の甲に、もう片方の手のひらを当て、前後に動かして手の甲を洗う

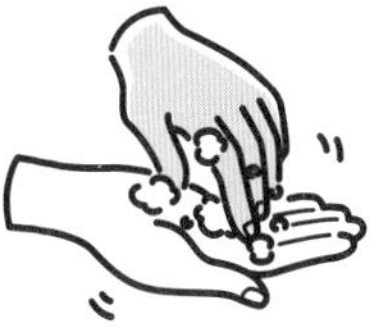

3 指先・爪の間を洗う：片方の指先を、もう片方の手のひらに押し当て、クルクルと円を描くようにして洗う

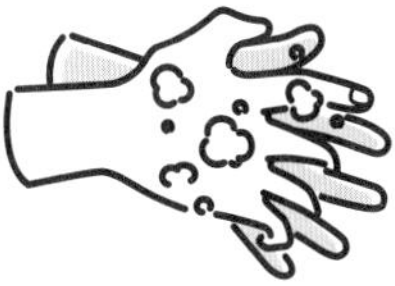

4 指の間を洗う

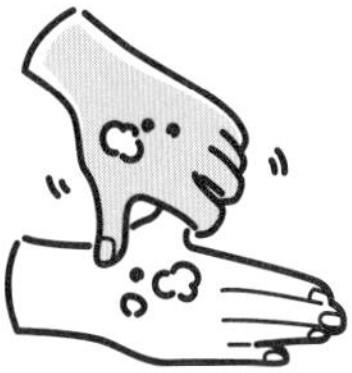

5 親指の洗浄：片方の手で、もう片方の親指をつかみ、クルクルと親指をねじるようにして洗う

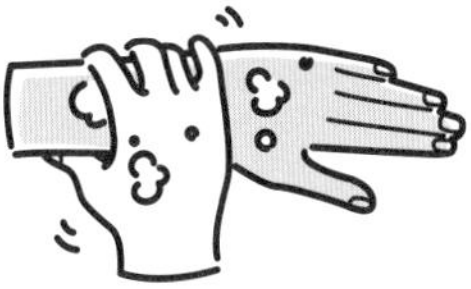

6 手首まで含めて洗う

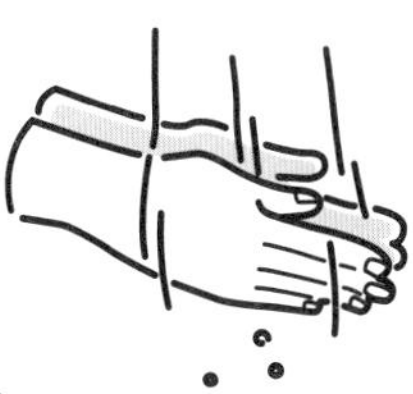

7 上記までの2倍の時間をかけて、流水でよくすすぎ、石鹸を完全に洗い流す

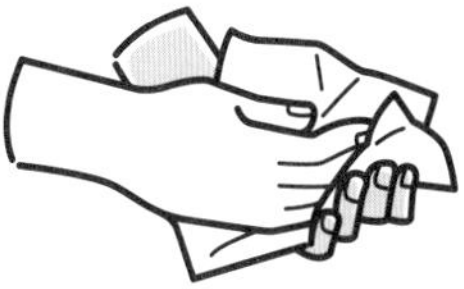

8 ペーパータオルで、こすらず、やさしく叩くようにして水分をとる（一人暮らしの人はタオルでも可）

洗い終わったら、ハンドクリームやローションで手を保湿しましょう

参考：厚生労働省

とちょうど30秒くらいになります。そして、その2倍の時間をかけて流します。

手洗いには「石鹸（界面活性剤）」が必須ですが、石鹸について誤解している人も多いようです。石鹸そのものに、細菌やウイルスを破壊したり、不活性化させたりする作用はありません。つまり「石鹸をつけただけ」程度では感染症対策にならない。やはり「洗浄」「洗い流す」という意識で、手を洗う必要があるのです。

●「手荒れ」対策をする

手指衛生で、意外と見落とされがちなのは「手荒れ」です。肌はバリアの役割を果たしているため、手荒れがひどくなると、それだけ細菌やウイルスの侵入を許しやすくなってしまいます。実際、手肌のケアは医療従事者の間でも重視されています。

手洗いとアルコール消毒とでは、アルコールのほうが手荒れを起こしやすいと思われるかもしれません。理由としては、アルコールは素早く揮発するため、使用時に手指が乾燥するような感覚になることと、手荒れをすでに起こしてしまっているときにアルコール消毒をすると、手荒れが悪化してしまうからだと思われます。

しかし、実は**手洗いのほうが皮膚への刺激が強く、なおかつ乾燥も招くことから、アルコールより手荒れを起こしやすいのです。**

さらに**36度以上のお湯も手の油分をとってしまいます**ので、手洗いのほうが肌荒れはしやすいといえるでしょう。また、石鹸やハンドソープの洗い残しも手荒れの原因になります。充分な時間を使ってしっかり洗い流すことが大事です。

手を洗った後にゴシゴシと手を拭かず、ペーパータオルなどで優しく叩くようにして水分をとること、ハンドクリームで手肌を保湿することも、手洗いの際の習慣としてください。

アルコール消毒の正しい方法

☑ワンプッシュ押し切って使おう

アルコールは、それ自体に細菌やウイルスを破壊する作用があるため、手やモノに吹きかけて馴染ませたら、洗い流す必要はありません。たまに、アルコール消毒をすると手がぬるぬるするから、すぐ手洗いをした、という方もいますが、これではアルコール消毒の効果が十分には出ません。

アルコール消毒は、手洗いと同等に感染症予防に効果的ですが、その際にも、いくつか意識していただきたいことがあります。

・「ワンプッシュ押し切った量」が適量

今は、たいていのスーパーや公共施設の出入り口に「プッシュ式のアルコール消毒液」が設置されています。

これを使うときに気をつけたいのは「ワンプッシュ押し切る」ことです。製品によって多少異なりますが、多くの製品がしっかり**ワンプッシュ押し切って出た量が適量**となります。

しっかり押し切ると手からあふれそうな量になるため、「もったいない」「無駄遣いしては申し訳ない」と思っていた方も多いかと思います。しかし、実は「ワンプッシュ押し切って出る量」が、両手をアルコール消毒できる適量なのです。

・手首までなじませながら乾かす

ワンプッシュ押し切って手にアルコールを受け取ったら、乾くまで両手にしっかりと揉み込みます。

よく、手をパタパタと振って乾かそうとしている人を見かけますが、それだと、両手全体に行き届かないままアルコールが揮発しているだけで、効果半減です。手首までしっかりと、アルコール消毒液を馴染ませるようにしてください。

アルコールでの手指の消毒の仕方

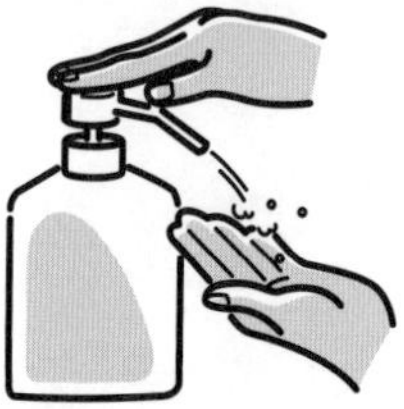

① ポンプ式の場合、奥まで押し込んでアルコールを手に受ける

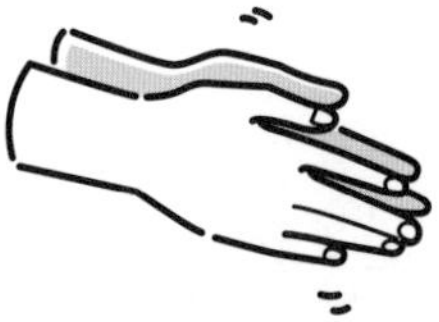

② 手のひらをすり合わせる

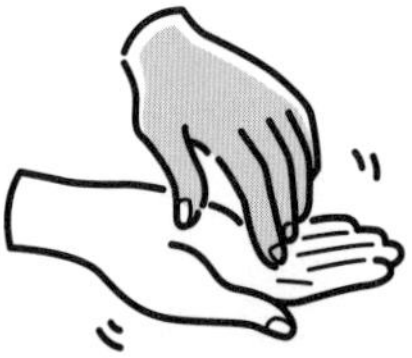

③ 指先を片方の手のひらでこする

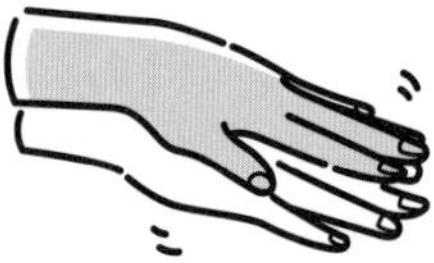

④ 手の甲をこする

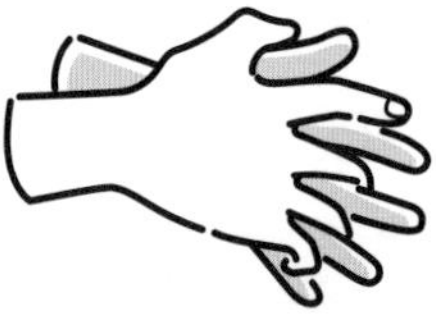

⑤ 手指の間をこする

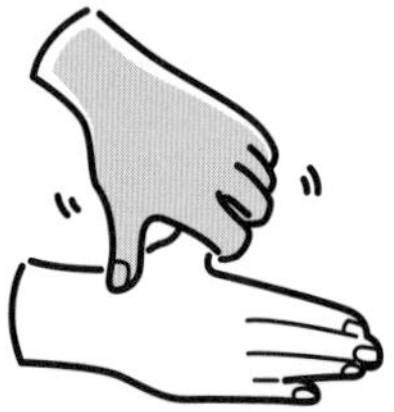

⑥ 親指のつけねをねじってこする

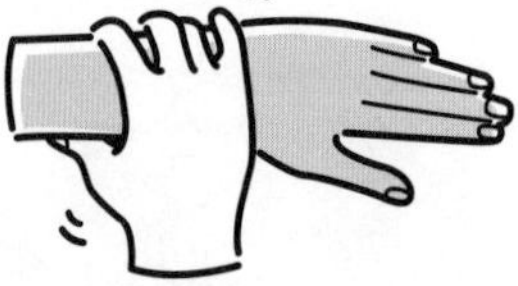

⑦ 手首まですりこむ

手をパタパタさせて乾かしたり、その後手を洗ったりはしないこと

参考：サラヤ株式会社

いつ、どんなときに手を洗えばいい？

家族と同居している人は、こまめに手を洗おう

一人暮らしならば、**外出から帰ってきたとき、トイレの前後、調理の前後、食事の前後**が、手洗いの基本的なタイミングです。

家族と同居している人は、さらに頻度を上げたほうがいいでしょう。同居人に高齢者がいる場合は、なおのことです。

とくに、新型コロナウイルスのように、症状が現れない期間（潜伏期間）が長い感染症が流行しているときは、「自分がすでに感染している可能性」を念頭に置く必要があります。できるだけマメに手を洗うことをおすすめします。

●出先では、「みんなが触るもの」に触ったら手を洗う

外出先では、**『みんなが触るもの（共有物）』に触れた後は、顔に触れないように気をつけつつ、すぐに手を洗う**」と覚えておくといいでしょう。

公共交通機関の手すりやつり革、エスカレーターの手すり、ドアノブ、エレベーターや信号機のボタンや電気のスイッチ、銀行のＡＴＭなどパスワードを入力するボタン、さらにはシェアリングエコノミーの車や自転車、駅で借りた傘などに至るまで、日ごろ手を触れる共有物は、挙げだしたらキリがありません。

可能ならば、手のひらや指先ではなく、別のものを使って操作します。たとえば、電気のスイッチ、ドアのレバーなどはヒジで押す、押して開けるドアは背中で押す、エレベーターのボタンは鍵などを使って押す、などです。

しかし、なかには、どうしても手で触れなくてはいけないものもあります。そう

いうものに、もし接触感染する細菌やウイルスが大量に付着していたら、それに触れた手で口や鼻などに触れることで、細菌やウイルスが体内に侵入してしまいます。「**共有物に触った後の手洗い**」は、ぜひ、しっかり取り入れていただきたい習慣です。

もちろん、携帯用のアルコール消毒できるウエットティッシュなどを持ち歩き、触れる前に、その表面をアルコール消毒する、あるいは触れた後に手をアルコール消毒するということでもよいでしょう。しかし、逐一モノや手を消毒するよりも、「モノに触れた手をマメに洗浄する」ほうが実践しやすいように思います。

また、みなさんもすでに実感されているように、感染症が流行すると、アルコール消毒液は入手困難になりがちです。一方、手洗いならば、普通の石鹸・ハンド

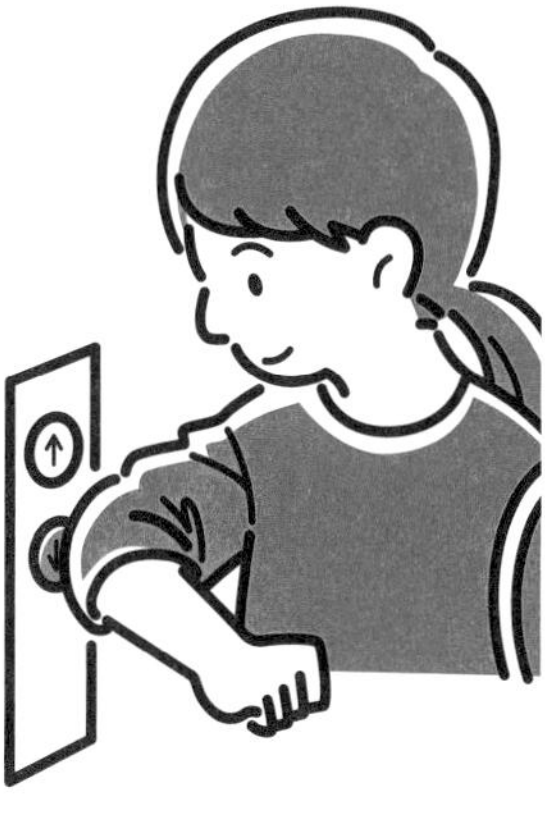

ボタンやドアなどを
ヒジで押す

ソープで事足ります。駅など公共のトイレなどにも、必ず設置されています。やはり、とにかく基本は「手洗い」というわけです。

●「水道のレバー」はどうするか？

手洗いの目的は、先ほどもいったように「手の洗浄」です。では、手を洗う際に触れるもの、たとえば「水道のレバー」は、どうしたらいいでしょう。手と同様に石鹸をつけて洗浄したほうがいいのでしょうか。

まず、もし形状的に可能ならば、レバーをヒジで操作するというのは、おすすめです。また、手を洗った後、水分をとる際に使うペーパータオルで、レバーをつかんだりするのもいいでしょう。

ただし「レバーにも石鹸をつけて洗うべきか」というと、そこまで神経質になる必要はありません。そもそも、もし手からレバーへと細菌やウイルスが移動するとしても、ごくわずかであるはずです。

注意を重ねるに越したことはありませんが、レバーの洗浄に気を取られて手洗いがおろそかになるくらいなら、まず「洗い残しがないよう、しっかりと手を洗うこと」を徹底したほうがいいのです。

「三密」とはどんな場所か

☑「マスク」があれば濃厚接触に当たらないこともある

「三密」とは、「密閉」「密集」「密接」の3つの「密」を指します。

「密閉」とは、「換気の悪い密閉空間であること」。

「密集」とは「多くの人が密集していること」。

「密接」とは「手を伸ばしたら届くくらいの近距離で、声を発していること」。

「三密を避ける」というのは、この3条件がそろっている場所は集団感染が起こりやすいため、避けたほうがいいという指針です。三密にいる感染者は、いない感染者と比べてなんと18・7倍も他の人へ感染させやすいといわれています。

空気感染する感染症では、より厳密な行動様式が必要となりますが、飛沫感染、接触感染する感染症では、「三密」を避けることで、かなり感染リスクを下げることができるのです。

具体的には、狭いライブハウスやカラオケボックスなどが「三密」の代表格です。満員電車は、停車のたびに扉が開くこと、多くの人が他人同士であり、黙っていることなどから、完全には「三密」に当てはまりませんが、体が触れるほど他者と緊密になることを考えると、やはり、できるだけ避けたほうがいいでしょう。

その他、混み合ったスーパーや公共施設、役所など、三密になりやすい場所や、三密に近い場所は、意外と多くあるものです。

いつも何気なく行なっている場所でも、感染症が流行しているときは、「三密ではないか」という視点から、行くかどうかを判断してください。

●「濃厚接触者」とは？

「三密」と関連して、「濃厚接触者」についても触れておきましょう。

国立感染症研究所が、新型コロナウイルスの感染拡大を受けて出した「積極的疫学調査実施要領」（2020年5月29日版）では、濃厚接触者は次のように定義されています。

〈患者（確定例。無症状病原体保有者を含む）の感染可能期間に接触した者のうち、次の範囲に該当する者〉

・患者と同居、あるいは長時間の接触（車内、航空機内等を含む）があった者
・適切な感染防護なしに患者を診察、看護もしくは介護していた者
・患者の気道分泌液もしくは体液等の汚染物質に直接接触れた可能性が高い者
・その他、手で触れることのできる距離（目安として1メートル）で、必要な感染予防策なしで、患者（確定例）と15分以上の接触があった者（周辺の環境や接触の状況等個々の状況から患者の感染性を総合的に判断する）

ここで指摘されている「適切な感染防護なしに」「必要な感染予防策なしに」と

いうのは、医療関係者でない場合、「マスクをせずに」と言い換えてよいでしょう。

つまり、「マスクなし」という無防備な状態で、「せきやくしゃみに飛沫が届いてしまう約2メートルの範囲内」で感染者と間近で接してしまった人が、濃厚接触者に当たるということです。

具体的には、マスクなしで、感染者と「触れ合い、行動をともにした人」、「満員電車で乗り合わせた人」、「新幹線や航空機で約2メートル以内の席に座っていた人」、「会社や学校、公共施設などで、約2メートル以内で向き合って会話した人」などです。

裏を返せば、たとえ「三密」など飛沫が飛ぶ範囲内で一緒にいたとしても、アルコール消毒やマスクをしていたのなら、濃厚接触者には当たりません。陽性の患者と対面する可能性がある私たち医療従事者の全員が検査対象とならないのは、基本的に「適切な感染防護」をしており、濃厚接触者に当たらないからなのです。

マスクが必要な場所・そうでない場所

☑マスクが手に入らないときはどうする？

マスクに関しては、「うつらないためか」、それとも「うつさないためか」というところで混乱が見られます。

この混乱のもとは、「マスクの役割は、もともと医療従事者と一般の方々とで異なる」という点が見過ごされていることでしょう。

医療従事者の場合、マスクは「うつらないため」に必須です。現に、患者さんと接する際にマスクを着用することで、患者さんからの感染を防げるというエビデンス（科学的根拠）はたくさんあります。

それが一般の方となると、どうでしょうか。まず、症状が出ているのなら、もち

マスクの正しい使用法

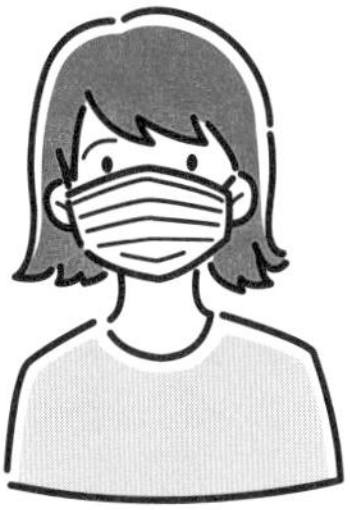

1 鼻からアゴまで覆うことができるサイズのものを選ぶ

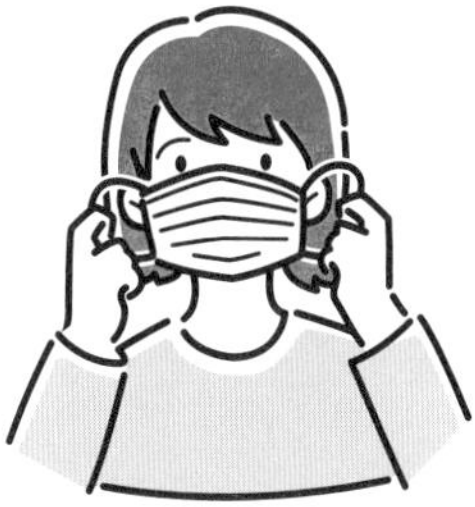

2 つける際も外す際も、耳にかかる部分をもつ

3 使い捨てマスクの場合、表面のヒダが下向きになるよう、マスクの裏表を正しく装着する

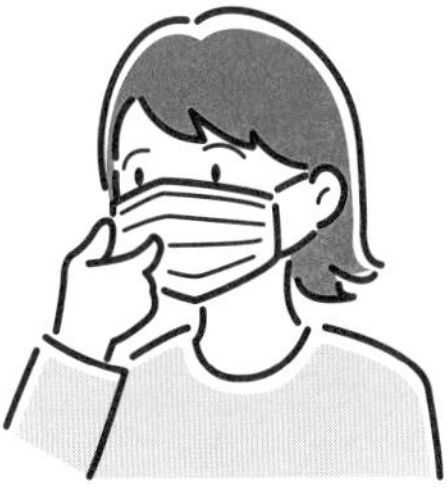

4 使い捨てマスクの場合、マスク上部の針金は、鼻に沿うようにしっかり折り曲げる

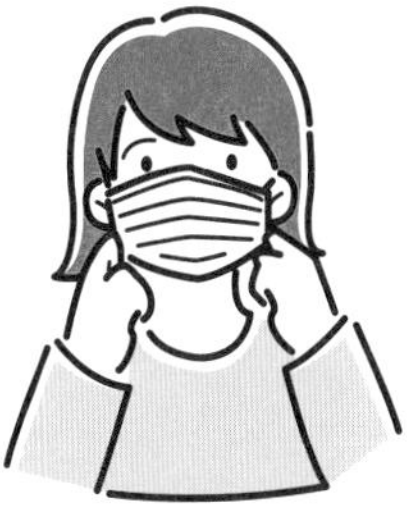

5 使い捨てマスクの場合、アゴまで覆われるように、ヒダの開き具合を調整する

ろん、「うつさない」ためにマスクをするのは正解です。しかし、市中において元気な人がマスクをすることで、人から自分への感染を防げるというエビデンスは、今のところないのです。

以上を踏まえ、次のように考えてください。

「医療従事者が患者さんと接するのに類似する状況」では、一般の方にとっても「マスク＝うつらないため」といえます。さらに、**自分が「無自覚な感染者」である可能性を念頭に置けば、「うつさないため」**でもあります。

したがって、いつでもどこでもマスクが必須ということではありません。

●ウイルスが通り抜けるからマスクはいらない？

飛沫感染する細菌やウイルスが流行しているときは、人の飛沫（せきやくしゃみをしたときのしぶきなど）を浴びない、人に飛沫を浴びさせないことが重要です。

なかには、「極小の細菌やウイルスは布地の編目を通り抜けてしまうから、マスクは無意味」という人もいます。たしかに、細菌やウイルスにとって、マスクの布地の網目は容易に通り抜けられるほどの大きさですので、細菌やウイルスそのものをマスクで防げるわけではありません。

しかし、それが問題になるのは、空気感染やエアロゾル感染の場合です。新型コロナウイルスやインフルエンザのように「飛沫感染」するウイルスの場合は、細菌やウイルスが含まれている飛沫をブロックすれば、感染を防ぐことができます。その点で、マスクは効果的といえます。

●いつでもどこでも「マスク」が必要ではない

では、人の飛沫を浴びてしまう、人に飛沫を浴びさせてしまう可能性があるのは、どんな状況でしょうか。

まず、「三密」の空間は、間違いなく当てはまります。「三密」でなくとも、人と会って話すときや、満員電車にも、飛沫感染のリスクがあると考えたほうがいいでしょう。こうした空間では、マスクが有効です。

しかし、**1人で街中や公園を散歩するなど屋外にいるときや、屋内でも、約2メー**

トル（飛沫が飛び散る範囲の目安）の「ソーシャル・ディスタンス」が保たれている状況では、マスクは必要ありません。特に夏になり気温が上昇してくると、熱中症のリスクも高まります。周囲に人がいない時、１人でいるときはマスクは外してかまいません。特に子どもは地面からの熱を受けやすく熱中症の危険性が増しますので、注意してください。

ただし、途中で誰かに話しかけられるといったことがあるかもしれません。そのときはマスクをしたほうがよいでしょう。

●布マスクは洗って清潔に保つことが必要

マスクの種類は、家庭用マスクや医療用マスク、不織布マスクや布マスクなど、多岐にわたりますが、飛沫感染を防ぐために、鼻からアゴまでをしっかりカバーできるものなら、「今、入手できるマスクを使う」というのが正解です。

使い捨てマスクも布マスクも入手困難な場合は、ハンカチを折り畳み、輪ゴムを取り付けた「即席ハンカチマスク」や、スカーフのようなもので口と鼻を覆うことも有効です。

「布マスク」の是非は、実は議論が分かれるところです。インフルエンザの研究データには、布マスクによって、むしろ「インフルエンザにかかりやすくなった」とするものもあります。

しかし問題は、布マスクによって感染率が上がってしまった「理由」です。布マスクは使い捨てではないため、ウイルスが付着した状態で使用する恐れがあるからと考えられます。つまり、「布マスクではインフルエンザの罹患率が上がった」というデータが出たのは、布マスクそのものが問題なのではなく、布マスクの衛生状態に問題があったためとも考えられるのです。

したがって、使い捨て不織布マスクが品薄な状況下では、**布マスクも、清潔に保てば、「飛沫感染防止には有効な可能性もあります。**洗濯用洗剤もしくは石けんを使って手洗いし、よく乾かしてから再利用するようにしましょう。

●使い捨てマスクを再利用する場合

飛沫感染する感染症が流行すると、マスクが品薄になります。そこで、使い捨てマスクを1日で廃棄せず、何日も使いたいという人もいらっしゃるのではないでしょうか。

一度使用したマスクを、そのまま続けて使うというのは、基本的にはおすすめしたくありません。ただし使い捨てマスクが入手困難で、再利用もやむをえない場合は、次の点に気をつければ許容範囲です。

・汚染されるのは「マスクの表面」なので、なるべく表面に触れないようにする。
・手に触れにくく、換気のいい場所に保管する（たとえば玄関にフックを設置してマスクをかけておくと、宅配便の受け取りなどの際にも素早く装着できます）。
・外出先でマスクを外す際には、そのままポケットやカバンに入れずに、ビニール袋に入れて持ち運ぶ（ポケット内やカバン内の汚染を防ぐため）。

・マスクを取り外して折りたたむときは、表面が内側になるようにする。

マスク表面に付着した新型コロナウイルスは、約7日間、マスク表面で生存していたというデータがあります。これをもとに考えれば、曜日ごとに使用するマスクを決めて、ローテーションさせるのもいいかもしれません。その際は、何かに吊すなど、表面に触れないよう保管するようにしましょう。

ただし、そう何度も使うのは衛生上よくありません。**耳にかけるゴム紐が緩んできてしまったり、マスク表面がけば立ってしまったりしたときは交換**するようにしましょう。

外出先での感染対策

1人で広い場所を歩いているときはそんなに問題ではない

感染防止のために、外出時に気をつけるべきことは何でしょうか。

せきが出る場合は、ひじで口元を覆うなどの「せきエチケット」が必須となりますが、もちろん、それだけではありません。

ひと口に外出時といっても、さまざまな状況が考えられます。この章では、よくある状況ごとに、とるべき対策を見ていきましょう。

●外を歩いているとき

新型コロナウイルスやインフルエンザなどの飛沫感染や接触感染でうつるウイルスであれば、街中や住宅街など、屋外を1人で歩いているときは、人が密集、密接していない限り、感染を心配する必要はありません。すれ違ったくらいでは、感染はしませんし、マスクも着用しなくて大丈夫です。

ただし時には、知り合いに出くわすこともあるでしょう。そうなると言葉を交わすことになりますが、互いにマスクをつけていれば、普通に近距離で話してかまいません。マスクがない場合は、約2メートルの距離を保つことが必要になります。

1人で散歩するだけ、買い物に行くだけなど、誰とも会うつもりがなくても、予定外に人と話す可能性があるため、外出時にマスクは必携です。

なお、2020年の新型コロナウイルスの流行期のような場合、出会った人がマスクをしていない時は、速やかに離れましょう。マスクをしていたとしても、できれば最低2メートルは距離をとり、なるべく相手と正面から向かい合わないようにしましょう。また、その人が触れたであろうものには触れず、もし触れてしまったら、自分の顔を触らないようにし、速やかに手を洗いましょう。

まとめ・外を歩いているとき

- 混み合っていなければ、屋外を1人で歩いているときにマスクをする必要はない。
- 道ばたなどで人と会話する際には、マスクを着用する。
- マスクを忘れてしまったときは、約2メートル離れて会話をする。

レストランなどで人と会うとき

席は斜め向かいに座る

マスクをつけたままでは、食べたり飲んだりできないため、飲食をともなう会合では、どうしても、マスクなしの無防備な状態で人と話すことになります。

その対策として「横並びに座ること」を推奨する人もいますが、心理的に誰もいない真正面に向かって話し続けるのは困難でしょう。そこで相手に顔を向けてしまうと、テーブルを挟んで向かい合うよりも近くで発話することになり、逆効果です。さらに、たとえマスクをして正面を向いていても、横並びだと、マスクのわきから飛沫が飛ぶ可能性もあります。

私がおすすめしたいのは、**「斜め向かいに座ること」**です。これならば、相手を視界にとらえつつも、真正面では発話しないため、飛沫感染のリスクを低減することができます。

カウンター席など、どうしても横並びになる場合は、間をあけて座るか、あまり話さないなどの配慮をするとよいと思います。飛沫対策として、席ごとにビニールの仕切りをつけるお店も出てきています。

●出先のトイレで

トイレの後に手を洗うのは当然ですが、とくに、直に性器に触れる男性は、トイレの前にも手を洗うか、手をアルコール消毒することをおすすめします。この感染形式で新型コロナウイルスが感染したという直接的な証拠はありませんが、簡単にできる予防策ならば、実践するに越したことはありません。また、トイレットペーパーの先を、次の人のために三角に折る方もいますが、衛生的に問題があります。

感染症を引き起こす細菌、ウイルスには、便に含まれるものもあります。「多剤耐性緑膿菌」という多くの抗生物質が効かない細菌が、ウォシュレットを介して院

レストランなどで座るときは

はす向かいに座る

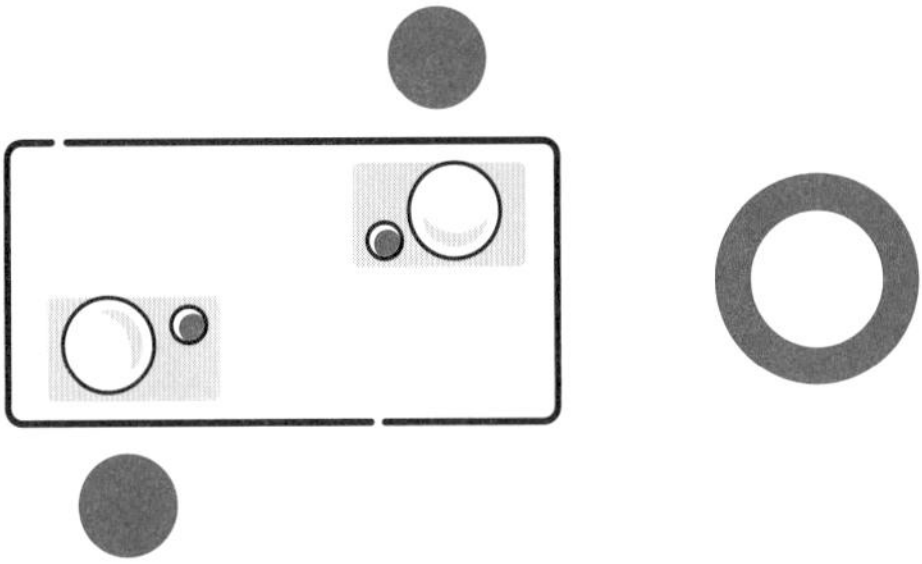

正面はNG

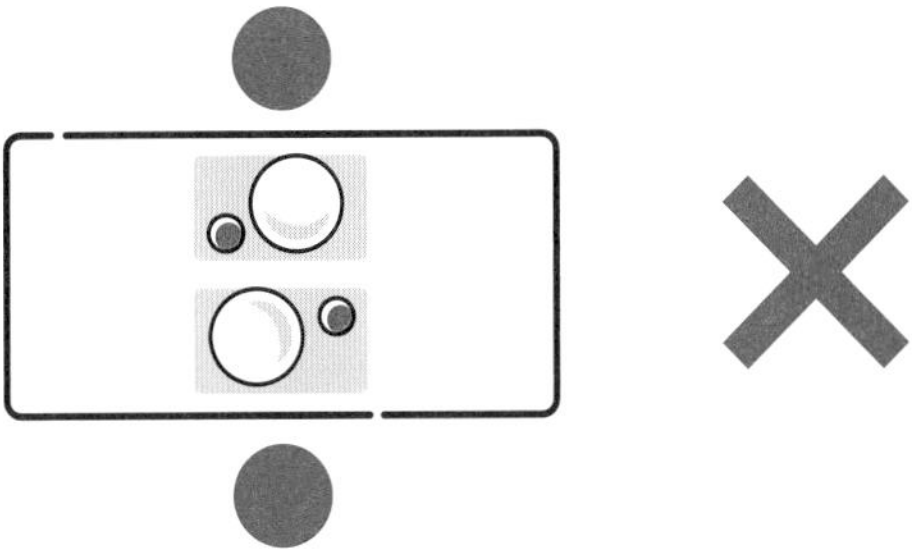

横は要注意（話をしないなら○）

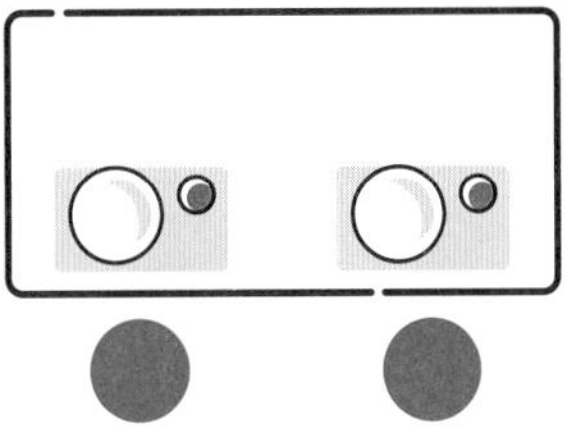

内感染したという事例も報告されており、**不特定多数が利用するトイレでは、ウォシュレットは使わない**ほうがいいでしょう。ウォシュレットを使わないのは、「操作板に触れる回数を減らす」という意味でも、感染リスク低減につながります。

なお、出先のトイレで、緑色やピンク色等の液体石けんを、下から押して出すタイプの装置を見かけることもあります。実際のところ、使うために不特定多数の人が手のひらで触っていること、またなくなった分を継ぎ足して使われている場合は、中身が不衛生になっていることから、おすすめできません。今は、病院内ではほとんど見られなくなりました。

まとめ・人と会うとき

・飲食を伴う会合では、斜め向かいに座る。

まとめ・トイレで

・トイレでは、使用前後ともに手を洗う、もしくは手をアルコール消毒する。
・ウォシュレットは使用しない。

会社・仕事場で

☑「三密」の会議に参加せざるをえないときは？

感染症が流行しているときは、会社にも必ずマスクをつけていく、もしくは持っていってください。

会社では、上司や同僚と話すでしょうし、せきやくしゃみが出る場合もあります。**席と席の間を約2メートル離す**、真正面から発話しないよう**ジグザグに座る**など、飛沫を浴びにくい、浴びさせにくい対策をとることが重要ですが、会社内では困難なことも多いので、マスクの装備が重要になります。もちろん、せきやくしゃみをするときは「**せきエチケット**」を忘れないようにしてください。

そして**「1時間に1回、5～10分間」を目安に、窓やドアを開けて換気を行ないます。**対角線上のドアや窓を開けると、より空気が入れ替わりやすくなります。

会社にいる間、マメに手を洗う、もしくはアルコール消毒することも大切です。口の周りに手を当てる、鼻を触る、目をこするなど、人は無意識のうちに顔を触っているものです。

細菌やウイルスは粘膜を通じて体内に入りますが、だからといって、無意識の行動を制限しつづけるのは至難の業でしょう。より得策なのは、無意識のうちに顔に触れてしまう前提で、手をできるだけ清潔に保つことなのです。

会社という場では、自分が意図せずに「三密」の会議に参加させられてしまうこともあるかもしれません。

まず一番大事なことは、「この会議は三密ですね」と問題提起をすることだと思います。「新たな日常」ではこのような会議は会社が率先してなくすべきものですが、残念ながら、すべての会社や組織に、こうした意識があるとは限らないでしょう。窓が開いてなければ開けるように提案、人と人との距離が保たれていなければ、少しでも遠くになるように提案をしてください。

会社にとっても、クラスターが発生することは避けたいはずです。積極的に環境を変える提案をお願いしたいと思います。

まとめ・会社で

- 会社でもマスクを着用する。
- 手洗い、もしくは手のアルコール消毒をマメにする。
- 「1時間に1回、5〜10分間」を目安に室内の換気を行なう。対角線上の窓やドアを開けると空気が通りやすい。
- できれば席と席の間を約2メートル離す（マスク着用が徹底されていれば、必須ではありませんが、できるだけ離れたほうがいいでしょう）。
- 会議などでは、正面から向かい合わないよう、ジグザグに座る。

学校で

横並びの水道でうがいをするのはNG!

学校での感染予防策も、会社と同様、基本はマスクと、手洗い、もしくはアルコール消毒です。**「休み時間の前と後」「給食の前」**など、要所要所に**「手洗いの時間」**や**「アルコール消毒の時間」を設ける**といいでしょう。

ちなみに学校でよく見かける横に並んだ水道で並んでうがいをするのは、至近距離で飛沫が飛び散るので、やめておいたほうが無難です。

学校での手洗いで気をつけたいことは、次のとおりです。

まず、固形石鹸だと、みなが直に触れてしまうため、**ボトル式のハンドソープ**がベターです。

ただし、**ボトルを再利用すると、中で雑菌が繁殖する恐れがあります。**「詰め替えボトル」はエコではあるのですが、衛生管理の観点からは、中身を使い切ったらボトルごと交換するほうが安心です。ボトルを再利用するのなら、中身を使い切るごとにボトルをよく洗い、完全に乾燥させてから、新たに中身を入れてください。ボトルを2本準備して、使用後のボトルは洗浄し、しっかり乾燥させてから交互に中身を入れるようにするといいでしょう。

手洗い後に手の水気をとるのは、ペーパータオルが理想です。ペーパータオルの設置が難しければ、生徒各自、持参したハンカチを使うようにします。

学校でも、ソーシャル・ディスタンスは意識したいところです。教室の面積的に難しいかもしれませんが、先生と最前列の生徒の間、生徒の席と席の前後左右は、約2メートル開けることが理想です。しかし教室の大きさから限界がありますので、**「おしゃべりをしない」**ことが、これまでより重要になってきます。

先生が教室内を歩き回る風景もおなじみですが、今後は避けたほうがいいでしょう。大きい声での挨拶や、発表なども同様です。教室内でソーシャル・ディスタンスを確保するのが難しい場合は、先生も生徒もマスク着用を徹底してください。

また、大学や社会人向けのセミナーなどでは、教える側がマイクを使う場合も多いと思います。もう想像がつくと思いますが、**マイクは、講義中、ずっと講師の飛沫を浴びています。**学校側・主催者側がマイクの衛生管理を徹底する、あるいは、講師側が、ほかの講師とマイクを共用しないなどの対策をおすすめします。

まとめ・学校で

- 学校では「手洗い、もしくはアルコール消毒の時間」を設ける。
- 手洗いにはハンドソープを使用する。ハンドソープでは詰め替えボトルを使用しない、もしくは1回使い切るごとにボトルをよく洗って乾かす。
- 先生と最前列の生徒の間、生徒と生徒の間は約2メートル離す。面積的に難しければ、先生も生徒もマスク着用を徹底する。
- 大学の講義などマイクを使う場合は、大学側にマイクの衛生管理を求める。あるいは、ほかの講師とマイクを共有しない。

学校で感染を防ぐためには

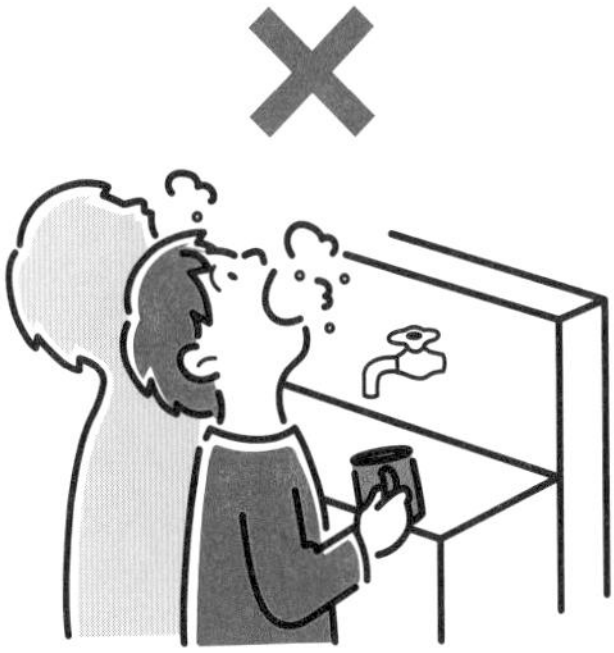

並んでうがいはしない

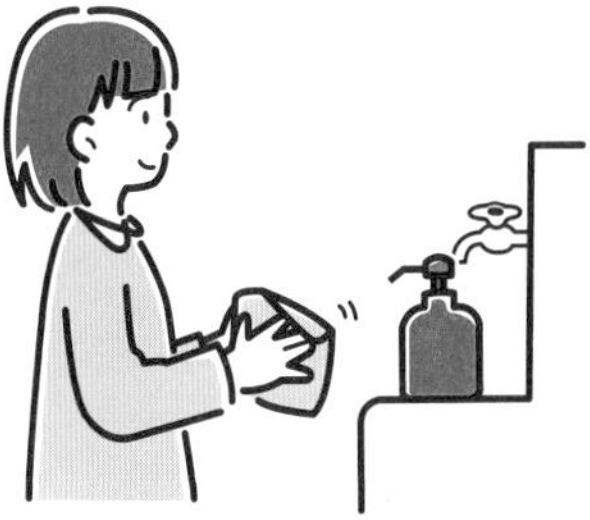

手洗いはハンドソープがベター。ペーパータオルもしくは自分のハンカチで手を拭く

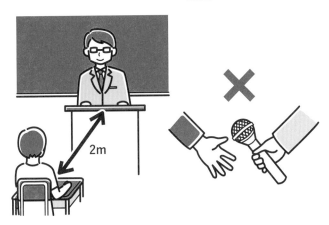

先生と生徒の間は２ｍ
先生は歩き回らない

マイクはみんなで使い回さない

電車・バスなどの公共交通機関で

☑奥の席のほうが感染の確率は低い

飛沫感染の感染症の場合、電車やバスなど、日常的に利用する公共交通機関では「車内のどこにいるか」によって感染リスクが変わると考えられます。

新型コロナウイルス同様、飛沫感染や接触感染でうつるインフルエンザに関する調査では、実は入り口付近より奥のほうが、感染リスクは低いという結果が出ているのです（もちろん人がいない場所が一番ですので、ある程度混雑している場合とお考えください）。

現に、電車の中で、どのようにインフルエンザウイルスが移動するか、シミュレーションを行なったという報告では、**「ウイルスは、電車の入り口付近よりも奥のほ**

うが少ない」可能性を報告しています。

入り口付近のほうが換気はよさそうなのに、なぜ、奥のほうがいいのでしょう。

その理由は、おそらく「他者と接する頻度と距離」に関係しています。車内の奥側よりも、入れ替わり立ち替わり人が通る入り口付近のほうが、多数の人と間近で接する機会が多くなるから、より感染リスクが高くなると考えられるのです。

また、**「座っているか、立っているか」**でも、飛沫感染のリスクは変わると考えられます。

座っている人は、当然、立っている人より「下」にいます。もし自分が座っていて、目の前に立っている人がせきやくしゃみをしたら、その飛沫を、もろに浴びることになってしまいます。

以上を総合すると、公共交通機関では、「車内の奥側」に「立っている」ほうが、感染リスクは低いといえます。

車内の換気をよくするために、自主的に窓を開けるというのも大切です。その際は、進行方向に向かって、開いた窓の後方、つまり「風下」にいたほうが、新しい空気が入ってきます。

また、**「電車内では会話をしない」**ことも新しい生活様式に取り入れるべきと思います。会話をすれば飛沫が飛びますので、混雑している電車内では、会話をしていない周囲のことも考え、友人などと乗っていても、降りるまでは会話は我慢したほうがよいでしょう。

以上は電車に特殊な対策ですが、もちろん、基本はマスクと手洗いです。

ひょっとしたら、電車のつり革や手すり、エスカレーターの手すり、エレベーターのボタンといった共有物から、細菌やウイルスが自分の手に移動しているかもしれません。その手で顔に触れないように気をつけながら、できるだけ早いタイミングで洗い流します。「電車を降りたら、必ず駅のトイレに立ち寄る」などの行動様式を確立しておくと、毎度、欠かさず手を洗えるようになるでしょう。

・バスの場合

バスの場合は、一段高くなっている一番後ろの席が、上からの飛沫を浴びるリスクが低いという意味では、比較的安全と考えられます。もちろん、マスクをする、バスの中では顔を手で触らない、バスから降りたら手を洗うという基本は守ってく

交通機関で感染を防ぐためには

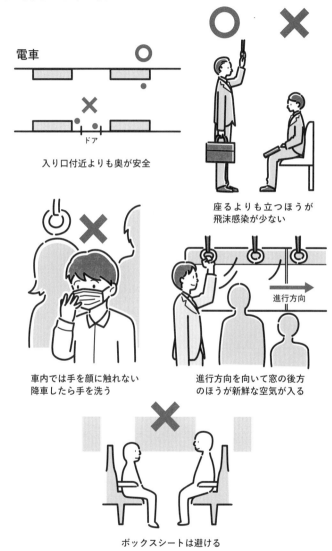

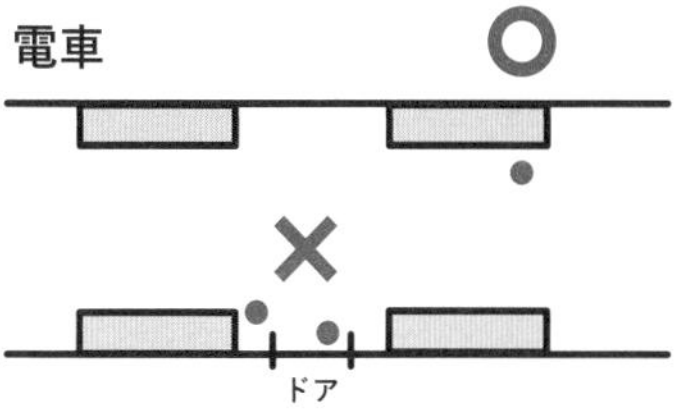

入り口付近よりも奥が安全

座るよりも立つほうが
飛沫感染が少ない

車内では手を顔に触れない
降車したら手を洗う

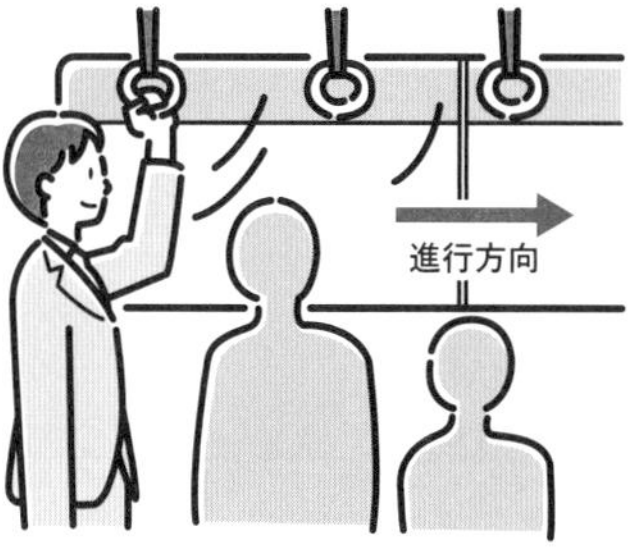

進行方向を向いて窓の後方
のほうが新鮮な空気が入る

ボックスシートは避ける

ださい。

・長距離バス・新幹線・飛行機

公共の交通機関には、長距離バスや新幹線、飛行機など、長時間にわたって利用するものもあります。飛行機や新幹線は換気のシステムは整っているものの、感染症が流行しているときは、「なるべく利用しない」というのが、最も有効です。

どうしても利用しなくてはいけない場合は、人と向かい合うボックスシートの座席は避けつつ、基本の「手洗い・アルコール消毒」「マスク」「ソーシャル・ディスタンス」を徹底してください。

・タクシー

タクシーを利用するときは、「窓を開けて車内の換気をよくする」「電子マネーやクレジットカードなどキャッシュレス決済を利用する」「降りたらすぐに手を洗う」の3点で充分でしょう。

・自家用車
自家用車の場合は、感染者を乗せていなければ問題ありません。感染した家族を乗せたときは、換気を行ない、感染者が触れたであろう部位を消毒します。

まとめ・公共交通機関で

・公共交通機関を利用する際にはマスクをする。
・車内の奥のほうに立ち（座席には座らない）、可能ならば窓を開ける。
・乗車中は顔に触れないように気をつけ、降車したら、すぐに駅のトイレなどで手を洗う。
・長時間、密閉されやすい長距離バス、新幹線、飛行機などは、なるべく使わない。どうしても利用しなくてはいけないときは、マスクをして乗車し、手洗い、もしくは手のアルコール消毒を徹底する。
・タクシーにもマスクを着用して乗り、乗車中は窓を開ける。電子マネーかクレジットカードで支払う。顔に触れないように気をつけ、降車後、できるだけ早く手を洗う。

スーパーで

☑意外に感染しやすいのはトング

曜日や時間帯によっては、スーパーも「三密」に近い空間になりがちです。「マスク着用」を基本として、スーパーで飛沫感染、接触感染のリスクを低減するために、いくつか実践していただきたいことがあります。

まず、夫婦や子ども連れで買い物をする人は多いと思いますが、スーパーが混み合っていたら、**「入店するのは1人」**にしてください。

複数人で入店すると、単純に店内の人数が多くなりますし、つい一緒にいる人と、あれこれ相談しながら買い物をすることで、滞在時間も長くなりがちです。

混雑を避けるために、まず外から店内の状況を確認し、混み合っていたら、1人

スーパーで感染を防ぐためには

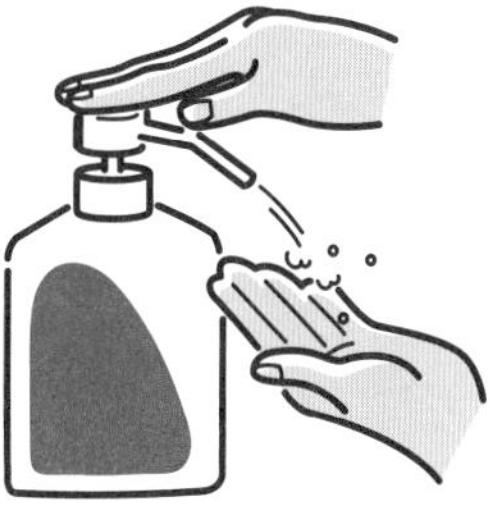

お店に入るときと出るときにアルコール消毒を

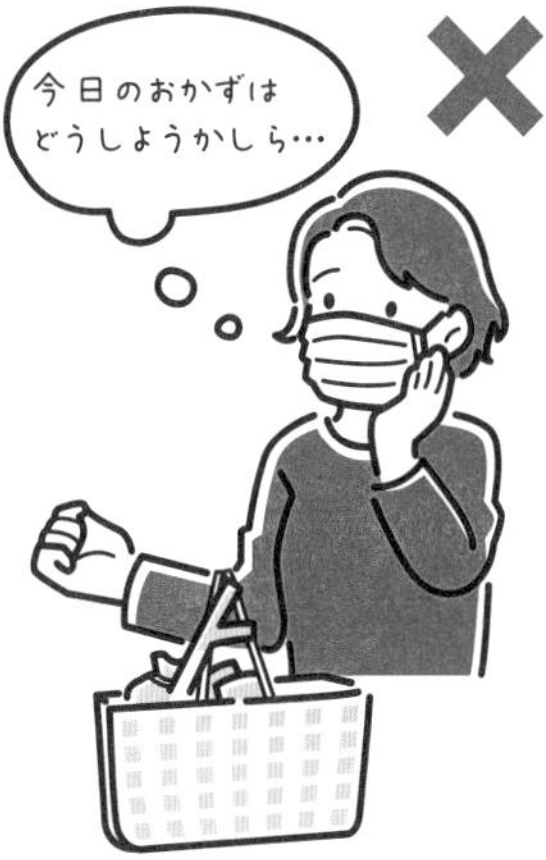

店内では顔を触らない。あまり商品に触れない

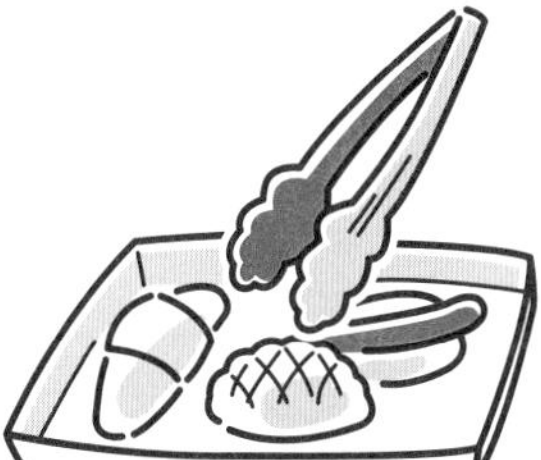

共用のトングは感染源になる

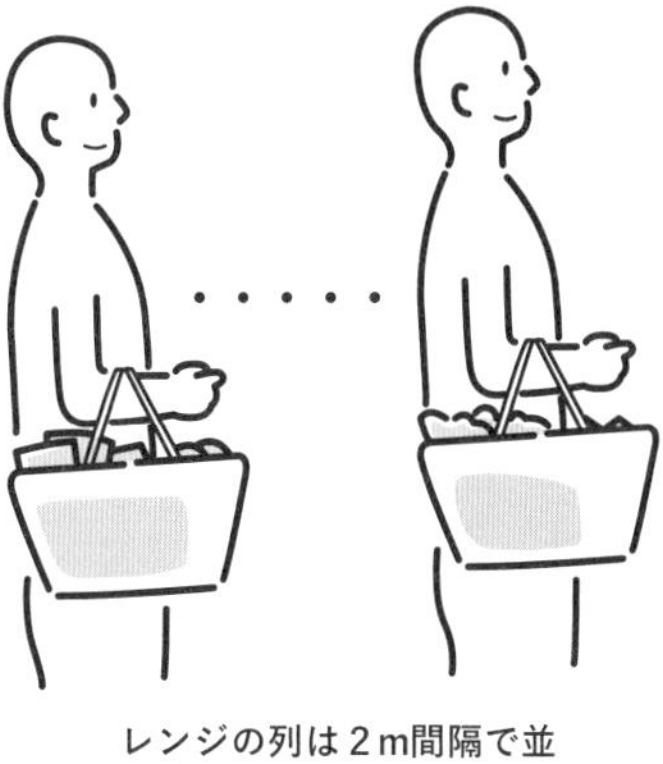

レンジの列は2m間隔で並ぶ。2mはお互いに手を伸ばして届く距離

参考：厚生労働省

だけが入店する。これを、スーパーを訪れる人みんなが実践すれば、「密集」「密接」を避けることができます。

入り口にアルコール消毒液があれば、**お店に入るときと出るときの両方で、必ず手指を消毒しましょう。入るときに手指衛生をする理由は、店内にウイルスを持ち込まないため、出るときは店内からウイルスを持ち出さないためです。**

何を買おうかと考えるときは、つい、手で顔に触れがちですが、ここでも手で顔を触れないように気をつけてください。

スーパーで感染源になりそうなのは、お惣菜などをつかむときに使うトングだと思われます。商品やかごよりも触る人が多いと考えられますし、実際にクルーズ船やビュッフェなどではトングを介したと思われる感染事例がありました。

できるだけパックに入ったお惣菜を選ぶ、あるいはトングを使ったら顔は触らないようにして、店を出るときにアルコール消毒、もしくは手を洗うことを心がけてください。店内でかごやカート、トングなどを触ったとしても、店を出る際にアルコールで手指衛生を行ない、それまでに顔などを触れていない限り、感染リスクはほぼありません。お店側としても、できるだけお惣菜などは個包装にするなどの工夫ができるとよいと思います。

●買った商品をそのまま家に持ち込んでいいのか？

なかには、買った商品に、細菌やウイルスが付着している可能性を不安に思っている方もいらっしゃるかもしれません。最大限に万全を期するならば、買ってきたものを一つひとつ洗浄、もしくは消毒する、自宅の保存容器に入れ替えるなどの対策になります。

医師が手術のときに行なう「無菌操作」を応用した例として、欧米の医師が作成した動画では、

・人が触った可能性があるパッケージなどを、そのまま家で保存しなければならないもの（飲み物、調味料、アイスクリームなど）……　パッケージをアルコールで除菌

・外箱や袋に入っているもの……　外箱や袋を捨て、中身を皿・保存容器、ジップロックなどの保存袋に入れて保存
・むき出しで売られていた果物……　洗って保存（自分の手を洗うのと同じくらい丁寧に）
・調理品……　中身が包装に触れないように気をつけながら自宅の食器に移す

というものでした。

ただし、本当にそこまでの対策をとったほうがいいかどうかは、状況によって異なります。たとえば、新型コロナウイルスは、日本を含むアジア諸国以上に、欧米で猛威をふるっていました。そのような状況下では、「とりうる対策はすべてとる」という判断が必要になり、買ってきたものを、一つひとつアルコール消毒するという対策も合理的といえます。

また、高齢者や、がん、糖尿病といった深刻な病気を抱えている人、免疫機能が落ちている人など、感染症の重症化リスクが高い人が同居している場合は、買って

きたものを洗浄、消毒するというのも、対策の1つと考えていいでしょう。

しかし、そもそも「新型コロナウイルスが食べ物を介して感染した」という確実な症例は、まだ報告されていないのです。口に入れるものですから、食べ物を介した感染も、もちろん、ありうることです。ただ、すでに起こっていたとしても、感染経路が不明な人の、さらにわずかな割合の人に当てはまる程度と考えられます。したがって、感染者数、死者数ともに爆発的に増えている、といった状況でない限りは、神経質になる必要はないでしょう。

そもそも野菜や果物などは調理前や食べる前に洗うのが普通でしょうし、お肉や魚なども加熱して食べることが大半だと思います。その他、お刺身などはできればさくで買って自分で切る、袋や箱に入ったお菓子類や乾物類などはすぐにお皿やジップロックなどに移すなどの対策だけでも充分でしょう。

感染症の対策は、細菌、ウイルスの特性によっては、長期間にわたって行なわなくてはなりません。対策は万全であるに越したことはありませんが、それによって実践するほうが疲弊してしまっては、本末転倒です。やることが多すぎると、最も重要な手洗い、ソーシャル・ディスタンスといった基本が、おろそかになる恐れもあります。

どこまで徹底するかは、世の中の情勢や個々の状況から判断するという発想も大切なのです。

さて、以上の点を含め、スーパーなどで買い物をする際に気をつけたいことは、次のとおりです。

まとめ・スーパーで

・スーパーが混み合っているときは、1人で入店する。
・滞在時間を短くするために、買うものをあらかじめ決めておく。
・マスクをして入店する。
・入店時に、手をアルコール消毒する（店内に細菌、ウイルスを持ち込まないため）。

・無闇に商品に触れない。「一度手にとったら棚に戻さない」くらいのつもりで、手にとって品定めするのは最低限に抑える。
・店内では、手で顔に触れないように気をつける（店内で利用するカゴやカート、商品には、他者の飛沫が付着している可能性があるため）。
・共用のトングでとるものは避け、パックされたものを選ぶ。
・レジの列に並ぶときは、前の人から約2メートルの距離をとる。
・会計はキャッシュレス決済にする（不特定多数が触れた現金に触れないため）。
・セルフレジが設置されている場合は、利用する（店員との接触を減らすため）。
・店を出るときにも、手をアルコール消毒する（店内でいろいろなものに触れた手をリセットするため）。
・重症化リスクの高い人と同居しているなど、もし気になる場合は、買ってきたものを一つひとつ洗浄（もしくは消毒）したり、パッケージから自宅の保存容器に移したりする。

病院で

☑混雑を避けるにはオンライン診療・オンライン予約がおすすめ

病院は、いうまでもなく「具合の悪い人」が集まる場所です。感染するリスクも、感染させてしまうリスクも、細心の注意をもって低減させる必要があります。

まず、病院で「感染させないため」には、やはり手指衛生とマスク着用です。私のクリニックでも、クリニックに入る前と診察室や処置室に入る前に、備え付けのアルコールで手を消毒するようにお願いしています。アルコールのアレルギーや過敏症の方には、トイレでしっかり手を洗っていただきます。

診察室・処置室に入る前に手をアルコール消毒（もしくは手洗い）してもらうの

は、待合室で待っている間に鼻や口に触れ、手に細菌やウイルスがつく可能性があるからです。

「三密を避けること」も大事です。

換気はきちんと行なわれているはずですから、待合室が混んでいなければ**間隔をあけて座る、混み合った待合室では「座らない」**、受付の人に言って**「外で待たせてもらう」**など、「密集」「密接」による飛沫を避けることが、自分でとれる対策といえます。

接触感染を防ぐという意味では、あまり**院内の手すりなどに触らない**、**共有の雑誌や本は手に取らない**といったことも、注意すべき点です（共有の雑誌については美容室やその他の施設も同様です）。

混み合った待合室を避けるには、最近ようやく普及しはじめているオンライン診療や電話診療を利用するのも1つの方法です。持病で定期的に病院に通っているような方は、お薬手帳があれば、多くの場合、オンライン診療で問題ないでしょう。

厚生労働省のホームページで対応医療機関のリストも公開していますので、参考にするとよいでしょう。

また混雑緩和のために、オンラインで予約を受け付けているクリニックなどもあります。

まとめ・病院で

・病院に入る前と処置室に入る前に、アルコール消毒をするか、石けんで手を洗う。
・待合室が混み合っている場合は「座らない」（上から降ってくる飛沫を浴びないため）「受付の人に言って、外で待たせてもらう」。
・待合室の本や雑誌は手に取らない。
・オンライン診療や電話診療を利用する。

「屋内」のレジャーで

カラオケは飛沫感染リスクが高い。プールは更衣室に気をつけて

映画館、劇場、美術館、水族館など、屋内のレジャー施設でも、基本は「手洗い、もしくはアルコール消毒」「マスク」「ソーシャル・ディスタンス」です。

マスクは、飛沫感染を防ぐために必須です。さらに、ドアや手すりなどの共有物に触れる機会が多いので、接触感染を防ぐために、トイレに行ったときだけでなく、マメに手を洗うか、アルコール消毒するようにしてください。

同じ「屋内のレジャー施設」でも、映画館や劇場などとは別物と考えたほうがいいのは、**ライブハウスとカラオケボックス**です。

これらは、基本的に密閉空間であるうえに、多くの人が集まり、近距離で会話し

たり発声したりする。つまり「三密」になりやすく、飛沫感染のリスクが高い場所であるため、感染症が流行している間は「行かない」「利用しない」のが一番です。とくにカラオケは、グループ内でマイクを使い回したり、大きな声を出すことを考えると、感染の危険性が高いといえます。

では、**銭湯やジム、プール**はどうでしょうか。

実は、例外的にエボラウイルスは汗に含まれるのですが、その他の大半の細菌、ウイルスは「汗」には含まれないことがわかっています。新型コロナウイルスも、汗からは検出されていません。

つまり、汗からの感染はないと考えていいということです。院内感染対策の面でも、汗は「感染性のある体液」とは見なしません。

となると、気をつけるべきは、会話、せき、くしゃみからの飛沫感染と、共有物に触れることによる接触感染です。新型コロナウイルスでは、ジムで感染クラスターが発生してしまいましたが、これも共有物を介した接触感染が一因です。

飛沫感染を避けるために混雑時の利用は避ける、接触感染を避けるためにマメに手洗い、もしくはアルコール消毒を行なう、という基本的な対策を徹底すれば、感染リスクはかなり下げられます。

プールや銭湯に至っては、もともと衛生管理のために次亜塩素酸ナトリウムという消毒薬が使用されており、多少細菌やウイルスが水の中に入ってしまっても、問題ないように管理されています。そもそも大量の水の中に、ほんの少量の飛沫が混ざってしまっても、それが他者への感染を成立させる可能性は、きわめて低いと思われます。

更衣室で着替えるとき、知人と出食わして言葉を交わすとき、共有物に触れたときに、基本の対策（手洗い、もしくはアルコール消毒、そしてマスク）を怠らなければ、まったく問題ありません。露天風呂なども、混雑していなければ、問題はないでしょう。

また、銭湯やジムで**サウナ**を利用するという方も多いと思います。

多くの細菌、ウイルスは高温多湿に弱いため、サウナも問題なさそうですが、反面、サウナは密閉空間です。念のため、他者の飛沫を浴びる可能性がある混雑時（約2メートルの距離をとれないとき）は、避けたほうがいいでしょう。

まとめ・屋内のレジャーで

・屋内のレジャー施設は、混雑時は利用しない。
・施設内ではマスクを着用し、顔に触れないように気をつけながら、マメに手洗い、もしくは手をアルコール消毒する。
・ライブハウス、カラオケボックスには行かない。
・密閉空間であるサウナは、混雑時は利用しない。

屋内レジャーで感染を防ぐためには

カラオケボックス

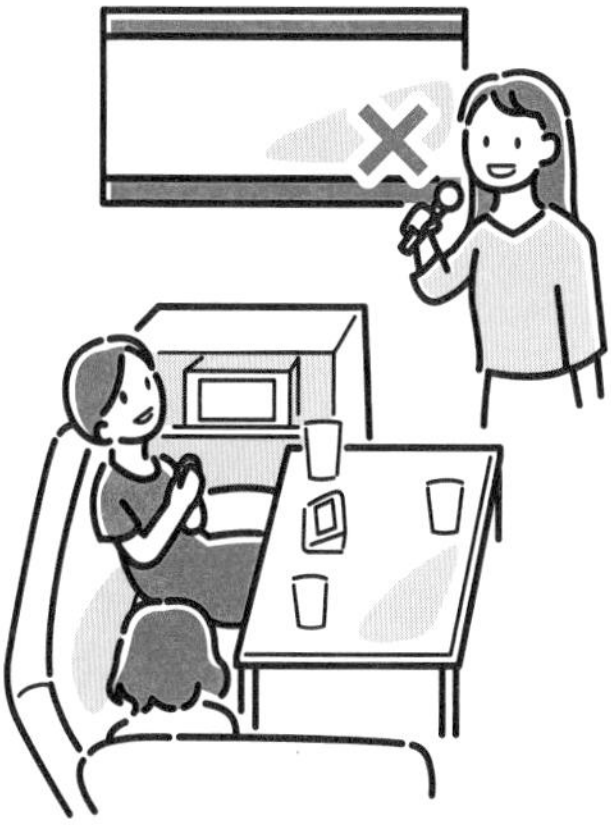

・マイクが感染源
・みんなで大声を出すと「密接」な空間に

ジム

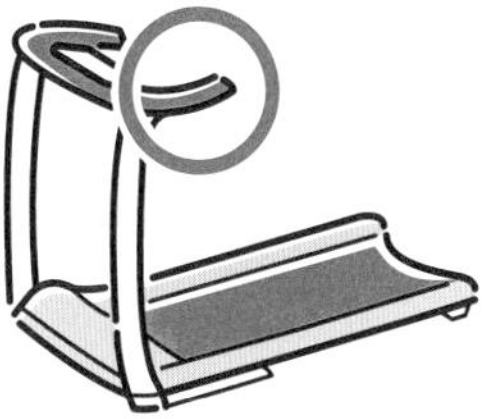

触ったところは必ず消毒

サウナ

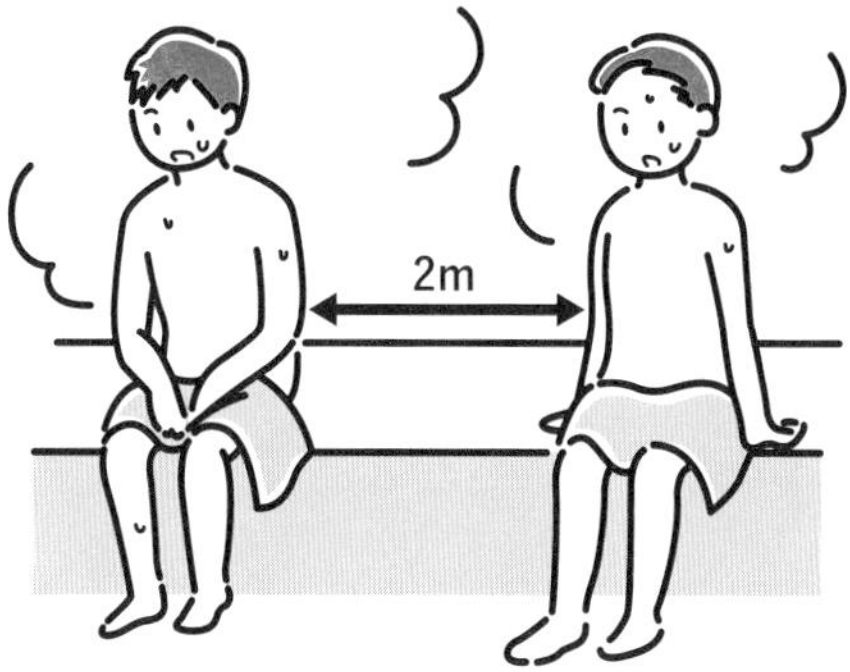

2mの間をあけて話さず使う

参考：厚生労働省

「屋外」のレジャーで

バーベキューは、個々自分で食べ物と飲み物を用意

屋外のレジャーには、そこまで目くじらを立てる必要はありません。

広い空の下で「密閉」はありえないので、「密集」「密接」に気をつければ、飛沫感染のリスクは、かなり低く抑えられるでしょう。

それには、**「大人数で集まらない（4～5人にとどめる）」「真正面から向かい合わない、もしくは充分に距離をとる（約2メートル）」「箸などを共有しない」「同じ食器からものを食べない、飲まない」**などの対策が考えられます。

もちろん、情勢に応じて判断しなければいけませんが、政府からの注意勧告や自粛要請が出ていなければ、お花見、バーベキュー、ピクニック、海水浴、キャンプ、

あるいは単に「公園で遊ぶ」なども問題ないでしょう。

お花見やバーベキューでは、食べ物・飲み物は個々で持参し自分のものを食べる、食器は自分のものを使って自分で洗うことで、感染を防ぐことができます。

問題になるとすれば、屋外のレジャーに**「出かける道中」**や**「出かけた先」が異常に混み合っている**場合です。

日本でも、都市部からの客でごった返し、地元の人が迷惑しているといったニュースが報じられています。屋外とはいえ、「密集」「密接」の中で飛沫が飛び交えば、それだけ感染リスクは高くなります。出かけてはいけないわけではありませんが、「どこに出かけるか」は、現地の状況なども踏まえて、場所・時間帯なども含め、よくよく検討して決めたほうがいいでしょう。

●子どもが公園で遊ぶときは

屋外のレジャーで接触感染のリスクを下げるには、やはり「マメな手洗い、もしくはアルコール消毒」を徹底する、これに尽きます。

たとえば、公園の遊具は不特定多数が触れる共有物です。最も無難なのは「遊具では遊ばないこと」ですが、お子さんが「遊びたい」と言って聞かないこともあるでしょう。たとえば、昔ながらの「かげふみ」「かくれんぼ」のような遊びを提案してみてはどうでしょうか。

屋外のレジャーでは、おむすびやサンドイッチなど、手づかみで食べるお弁当を持参することも多いでしょうから、とくに注意を怠らず、「マメな手洗い、もしくはアルコール消毒」を実践することが重要です。

別のお子さんの家に行って遊びたいというときも少人数にしましょう。お母さん方のおしゃべりも飛沫感染の原因になりますので、できるだけ距離を離して、マスクを装着するのがよいでしょう。

●ボールに直に触れたり接触するスポーツはリスクが高い

屋外のレジャーとして、スポーツを楽しみたい方も多いと思います。

基本的に問題はないのですが、バレーボールやドッジボールのように**直にボールに触れるスポーツ**や、サッカーやラグビー、柔道のような**体当たりで激しく競り合うスポーツ**には少し注意が必要です。屋内レジャーの項目でも触れたように、汗からの飛沫感染を心配する必要はありません。しかし、ボールに触れた手で顔の汗を拭ったり、体当たりで激しく競り合ったりすることで、接触感染、飛沫感染が起こる可能性はあります。

そう考えると、感染症が流行している間は、ボールに直に触れるスポーツ、体当たりや近距離で激しく競り合うスポーツは、なるべく避けるというのが得策でしょう。マラソンやジョギング、サイクリングや1人での縄跳びなどは、密集した場所でなければ問題ありません。野球も個人の道具を使えば感染の可能性は少ないといえますが、リトルリーグなどチームで道具を使いまわしたり、密集しやすいベンチでの大声での応援は、避けたほうがよいでしょう。

まとめ・屋外のレジャーで

・「密集」「密接」がなければ、屋外のレジャーは全般的に問題ない。

・遠出をする場合は、現地の混雑状況などを考慮して行き先を決める。
・遊具のある場所では、マメに手洗い、もしくは手をアルコール消毒する。
・「ボールに直に触れるスポーツ」「体ごと激しく競り合うスポーツは」は避ける。

●夏場は蚊が媒介する感染症にも注意を

なお、屋外のレジャーについては、夏場は**蚊**に気をつけましょう。今後の温暖化で、**蚊が媒介する感染症が日本に入ってくる可能性があります。**蚊が媒介する感染症を防ぐには「蚊に刺されない」ことが最も有効な予防法です。具体的な対策としては、長袖シャツ・長ズボンの着用による肌露出の防止、虫よけ（蚊忌避剤）・殺虫剤の使用が有効です。

日本の虫よけスプレーは海外のものと比べて成分が強くないため、1〜2時間ごとに塗りなおすとよいでしょう。

アメリカ疾病対策センター（CDC）は、アメリカ環境保護庁（EPA）により認可された成分を含む虫よけを推奨しています。その中で長時間作用が持続し、高

屋外のレジャーで感染を防ぐためには

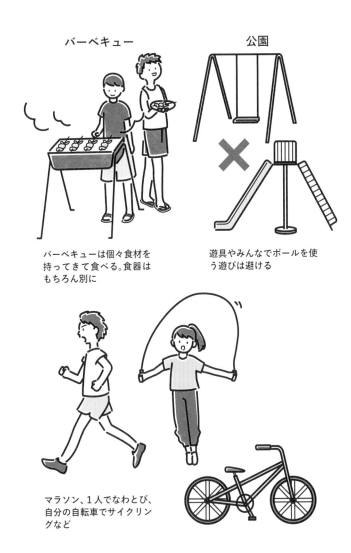

バーベキュー

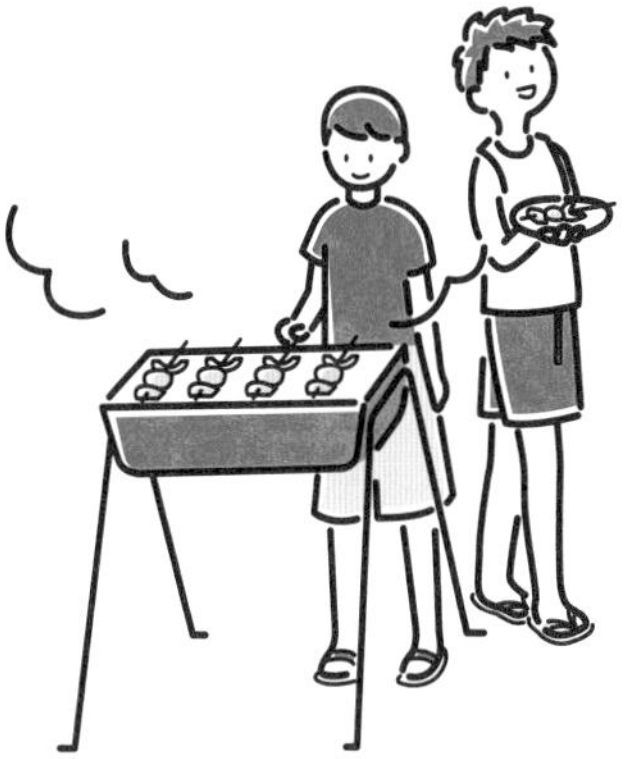

バーベキューは個々食材を持ってきて食べる。食器はもちろん別に

公園

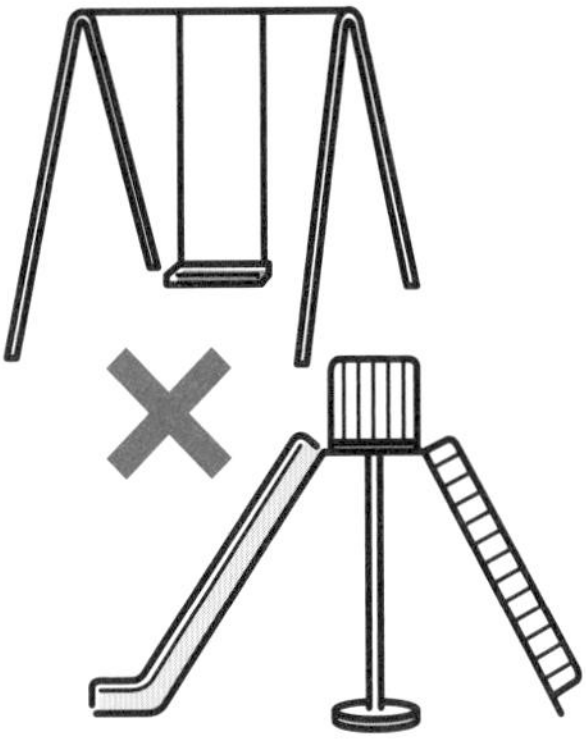

遊具やみんなでボールを使う遊びは避ける

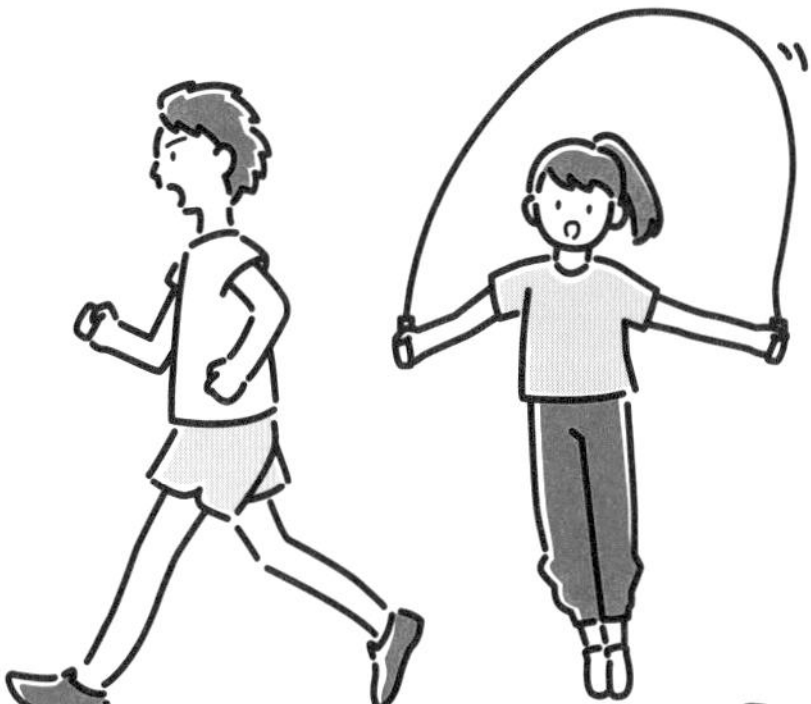

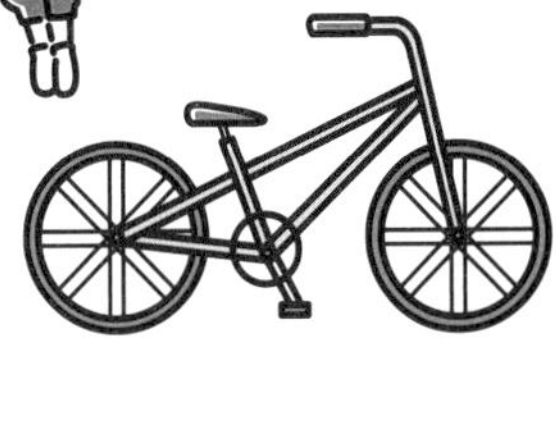

マラソン、1人でなわとび、自分の自転車でサイクリングなど

い効果が示されている成分を紹介します。

①ディート（DEET：N, N-diethyl-m-toluamide）

作用が最も長時間持続します。濃度によって効力の強さではなく、作用時間の長さが変わります。たとえば濃度10％前後の製剤では約1〜2時間、20％前後であれば4時間程度となります。

これまで日本では10％前後の製剤しかありませんでしたが、最近ではやや高いものも販売されていますので、表示を見て選びましょう。海外では最大50％の製剤まで販売されています。ただし、濃度が高くなれば、それだけ皮膚への刺激も強くなります。敏感肌の人などは注意が必要です。

小児については生後2か月以上から使用可能とされ、30％のものは12歳以上からの使用とされています。

②ユーカリ油（有効成分：p-menthane 3,8-diol（PMD））

植物由来の原料をもとにした虫よけの中では比較的効果が長続きし、低濃度の

DEETと同様の効果があるとされています。3歳以下の小児には使用できません。

虫よけは、必要に応じて塗りなおす必要があります。汗をかいたときや、雨で濡れたとき、また予定より長い野外活動によって、虫よけの効果が薄れ、蚊に刺されはじめたときは虫よけを塗りなおします。日焼け止めと併用する場合は、はじめに日焼け止めを塗り、その後に虫よけを塗るようにしましょう。

また、ペルメトリン（Permethrin）という成分の入った虫よけは、直接皮膚には塗布できませんが、衣服や蚊帳、テント等に塗布して使います。これも一般的に有効成分濃度が高いと、持続時間が長くなるとされています。

子どもに虫よけを使用する際は、使用上の注意をよく読み正しく使用しましょう。一度保護者の手に虫よけを取り、目や口に入らないように塗るのがよいでしょう。

まとめ・蚊媒介感染症から身を守る方法

・蚊媒介感染症が流行している地域では、「長袖・長ズボン」を着用する（虫除けを使ってもいいが、次に挙げるように注意点が多いため、「長袖・長ズボン」が最も実践しやすく、効果が高いといえる）。

・虫除けの効力は製品の「DEET」という表示を見て確認する。DEET10％で1～2時間、40％で約4時間、効力が持続する。日本製の虫除けはDEET10％が多いため、1時間に1度は塗り直す必要がある。

・日焼け止めを使用する場合は、日焼け止め→虫除けの順に塗る。

・虫除けは生後2か月までは使用しない。生後2か月以降の子どもには、DEETが30％未満のものを使用する。

・天然素材の虫除けだと、「ユーカリ」には低濃度DEETと同様の効力がある。ただし、3歳以下の子どもには使用できない。

・虫除け成分「ペルメトリン」は、衣服やテントの防虫に使える。

・夜行性の蚊が媒介する感染症が流行っている地域では、睡眠時に蚊帳を使用する。

家の中に感染源を持ち込まないために

宅配便はどう対応すればいい？

家の中での感染対策は、主に次の2つに分けられます。

（1）細菌やウイルスを家の中に「持ち込まない」ための対策
（2）家族内で細菌、ウイルスと感染を「広げない」ための対策

まず大切なのは、（1）「持ち込まない」ことですが、家の中に細菌、ウイルスが入り込んでしまう可能性はゼロにはできません。いくら気をつけていても、いつなんどき、外出先で、細菌、ウイルスをもらっているかわかりません。誰もが「感染するときは感染する」ということです。

したがって、感染症が流行しているときは、家の中で細菌、ウイルスを広げてしまわないために、(2)の対策も合わせて実践することが、きわめて重要となります。

●細菌・ウイルスを持ち込まないために、帰宅後すぐやるべきこと

感染症が流行しているときに、外出先から帰ってきたら、まず何をすべきか。ここでも「医療従事者が日ごろ実践していること」をもとに、手順を説明していきましょう。医療従事者は、マスクに加えて手袋、ゴーグル、ガウンなどを着用していることが多いのですが、一般の方に置き換えて、防護は「マスクのみ」と仮定します。その場合、外出から帰ってきたときの手順は、次ページのようになります。

●脱いだ洋服はどうするか

帰宅時に脱いだ洋服には、外出時の飛沫や接触によって、細菌、ウイルスが付着している可能性があります。そういうと心配になる方もいるかもしれませんが、普

外出から帰ったらやりたいこと

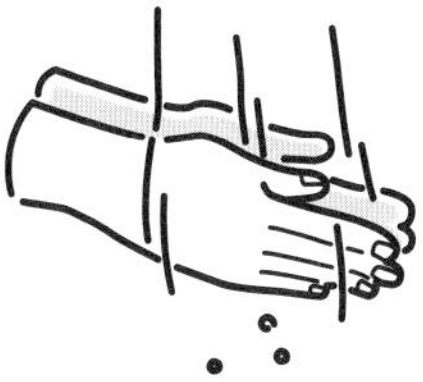

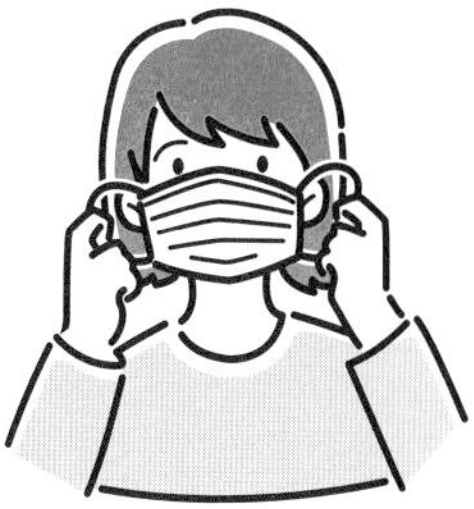

❶ かばんやコートなどは玄関に置き、手を洗う、もしくは手をアルコール消毒する（外出時に手に付着した可能性のある細菌、ウイルスを除去するため）

❷ マスクを外す（外す際には耳にかかる部分を持つ）

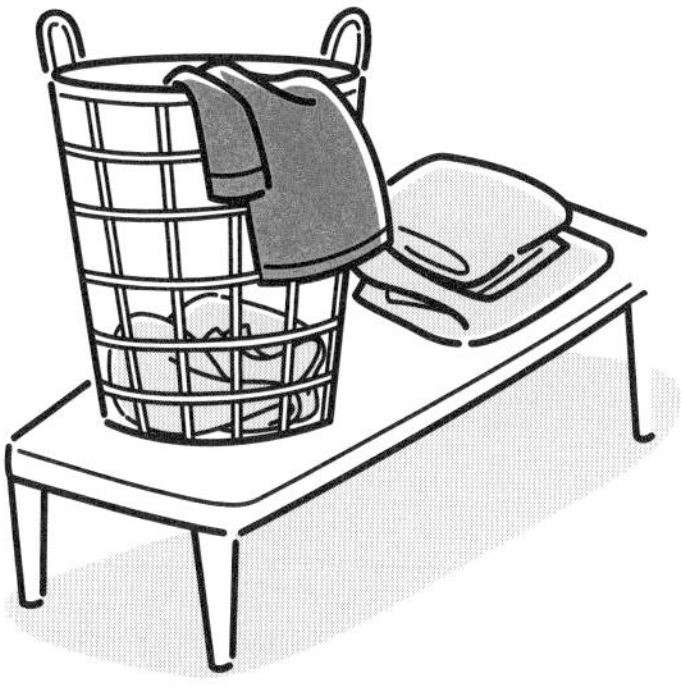

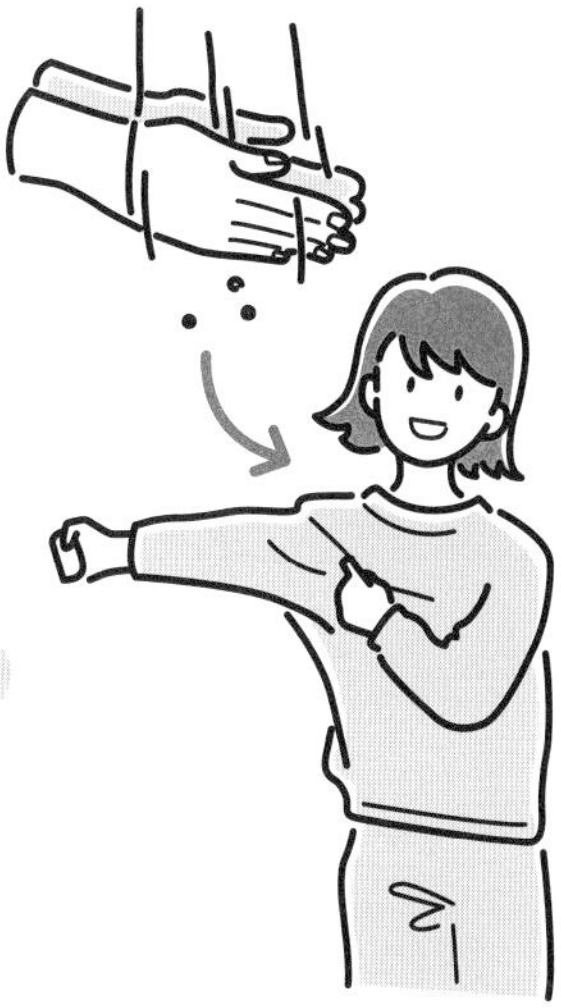

❸ 風呂の脱衣所で洋服を脱ぎ、洗濯カゴに入れる。できれば脱衣後すぐにシャワーを浴び、髪まで洗う

❹ （脱衣後すぐシャワーを浴びない場合）ふたたび手を洗う、もしくは手をアルコール消毒してから室内着を着る

通に洗濯するだけでも除去できます。さらに、乾燥機にかけると、洗浄に加えて熱消毒も行なうことになるため、より確実です。

また、外から帰ってきたときに気になるのは、かばん（子どものランドセル）、帽子、眼鏡、コートなどでしょうか。**コートや帽子などすぐに洗えないもの**は、玄関に掛け、それ以上家の中に入れないようにします。

その他「外で細菌やウイルスが付着した可能性があるもの」や「頻繁に触れるもの」は、1日1回を目安に消毒します。

たとえば、**カバンやバッグ類**は手に触れる機会が多く、通勤・通学で混み合った場所を通る場合、感染者の飛沫がついた可能性も否めません。

ナイロンなどで作られたものについては、大抵はアルコールで消毒ができます。ただし色落ちがしないか確かめてから行なったほうがよいでしょう。メーカーに問い合わせるのが一番安心だと思います。

通勤カバンなど皮革製品にアルコールや次亜塩素酸を使用すると、皮が傷んだり、色落ちが起こったりする恐れがあります。玄関などに置いておき、それ以上家には入れないなどの対策が考えられます。

眼鏡も厳密にいえば、細菌やウイルスがついている可能性があります。万全を期すならば、アルコールなどで消毒するとよいでしょう。眼鏡クリーナーのなかには、イソプロピルアルコールが入っているものもあります。

また、新型コロナウイルス感染症の1つの症状として、結膜炎が併発するケースがあります。これは新型コロナウイルスが侵入できる細胞（ACE2受容体を持つ細胞）が目に多く存在するから考えられています。そのことから、眼鏡も完全ではないものの、自衛策の1つになる可能性が指摘されています。夏には紫外線防止などのためにサングラスをかける方も増えると思いますが、それが新型コロナウイルスの感染予防にもなるかもしれません。

なお、髪の毛やひげなどが気になる方はいるかもしれませんが、一般的には、対策は必要ないと思います。ただし、新型コロナウイルス感染症の患者が入院している病院で働く医療従事者について、帰宅後すぐにシャワーを浴びて髪の毛についているかもしれないウイルスを洗い流すべき、と推奨している国もあります。

また、N95マスクという空気感染を防ぐ目的のマスクを装着する際には、ひげによりマスクがしっかり密閉されず、感染リスクが上がるため、ひげを剃ったほうがよいといえます。しかし、そもそもN95マスクは医療従事者向けのものであり、通常はそこまでの対策は不要と考えられます。

●宅配便の受け取り

宅配便を受け取る際にベストなのは、玄関先に置いていってもらうことです。アマゾンの「置き配」など、あらかじめ指定できる宅配業者もあります。指定できない場合は、「玄関先に置いていってほしい」旨を伝える張り紙をしておくといいでしょう（その際、ちょっとしたお礼や労いの言葉も添えたいものです）。

書留など、どうしてもサインや押印が必要な場合は、マスクをして応対し（そのためにも、玄関にフックなどを設け、マスクを下げておくと便利ですね）、サインする際のペンは業者のものではなく、自宅のものを使います。

また、宅配物に触れたら「すぐ手洗い」というのも忘れないでください。

外からウイルスを持ち込まないために

玄関に置く

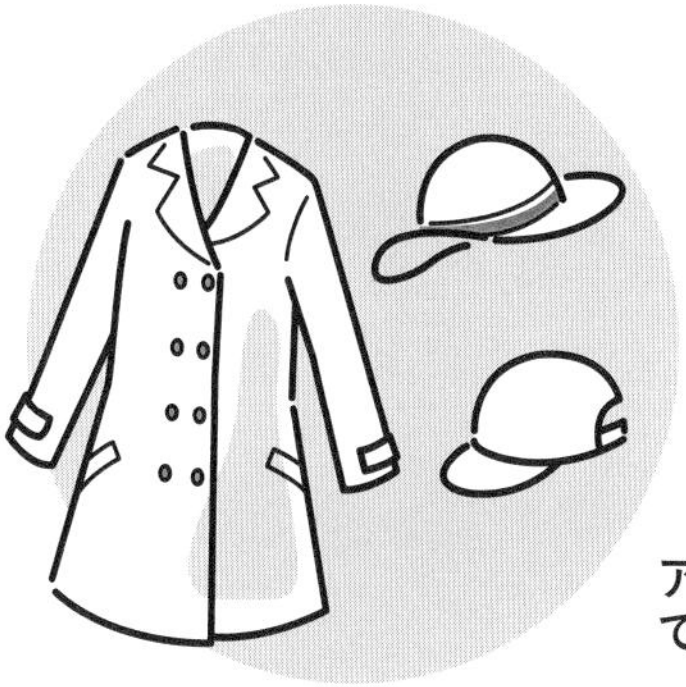

コート　帽子
手入れがしにくいかばんなど

アルコールや専門の消毒液で消毒できるものは消毒

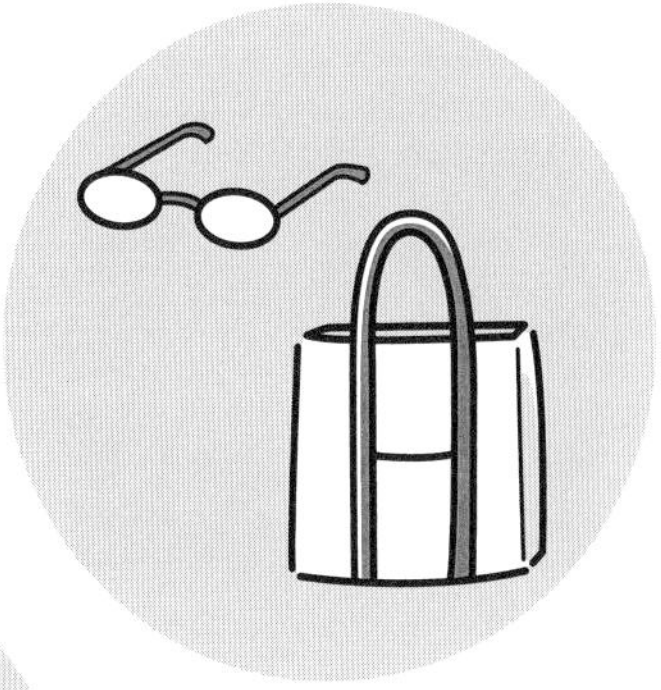

手入れができるバッグなど

宅配の荷物

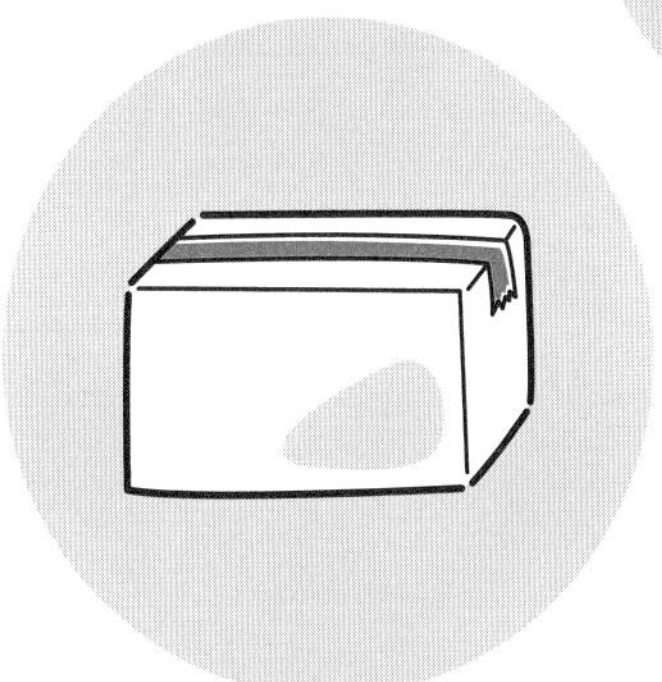

２～３日放置するか、
触れたら手を洗う

参考：厚生労働省

新型コロナウイルスはどんな場所でどれだけ生きていたか

素材	新型コロナウイルスが生存していた時間	素材	新型コロナウイルスが生存していた時間
紙やティッシュ	3時間	ステンレス	2～3日間
銅	4時間	プラスチック	3日間
段ボール	24時間	ガラス	4日間
木材	2日間	お金	4日間
布	2日間	マスクの外側	7日間

出典：N Engl J Med382;2020. より一部改変

もし心配ならば、急いで開封する必要がないものは、しばらく玄関に放置し、細菌やウイルスが不活化したころに開封します。不活化する日数は細菌・ウイルスによって異なりますが、そこまで厳密に考えずとも、「2～3日間、放置」で十分有効です。参考までに新型コロナウイルスがどんな素材の上でどれだけ生きていたかを上にまとめます。

家の中で感染を広げないために

☑潜伏期間が長いからこそ、家族の間でも気をつける

●細菌・ウイルスを家の中で「広げない」 タオルは個別に

家の中で細菌、ウイルスを広げないためにも、手洗い、消毒が基本です。

全員が、マメに手を洗うようにする。トイレの前後、食事前を基本として、せきやくしゃみを手で押さえたり、鼻をかんだりした後にも手を洗います。その他、「顔に触れたら手洗い」というくらいのマメさを心がけてください。

手を拭くにはペーパータオルがベストですが、タオルを使う場合は、各々の専用

タオルを設け、毎日、取り替えます。「手を洗った後に使うのだから、タオルは清潔なはず。毎日取り替えるとしても、共用は問題ないのでは？」と思うかもしれません。

しかし、手の洗い残しが絶対にないとはいいきれませんし、歯磨きをした後などに、ついタオルで口を拭ってしまうこともあるでしょう。

もし自分が感染していたら、そのタオルから、同居人に感染させてしまう可能性もゼロではありません。やはりタオルの共用は避けたほうが無難なのです。

●家族みんなが触れるものは消毒しよう

家の中でも外でも「頻繁に触れる」携帯電話やスマートフォン、また、ドアノブ、電気のスイッチ、テレビのリモコン、食器など、「みんなが頻繁に触れる共有物」の消毒が欠かせません。

国立感染症研究所の調査によると、新型コロナウイルスの集団感染があったダイヤモンドプリンセス号において、感染した人の部屋の中で、ウイルスが多くついていたところとして、浴室内トイレ床13か所（39％）、枕11か所（34％）、電話機8か所（24％）、机8か所（24％）、TVリモコン7か所（21％）が挙げられています。

ドアノブなど、家庭内でみんなが触るところは、1日1回を目安に、アルコール消毒液か次亜塩素酸ナトリウムの消毒液を染み込ませたペーパータオルや乾いた布で消毒します。また、トイレの便座やウォシュレットのリモコン、テーブルなどもさっとふけるようにしておくといいでしょう。

ただし次亜塩素酸ナトリウムは、金属、本革ほか、デリケートな素材のものには適切ではありません。

次亜塩素酸ナトリウムの消毒液が使えるものでも、成分が残っていると、素材の傷みにつながります。最後には、新しいペーパータオルや、別の乾いた布で、しっかりと拭いとるようにしてください。

機械類は、端子に触れたり内部に液体が入らないように十分注意しながら、1日1回、アルコール消毒液を染み込ませたペーパータオルや乾いた布で拭います。

スマートフォンについては、コロナウイルスの対応を受けて、各メーカーが表面については少量のエタノールやイソプロピルアルコールを含ませたやわらかい布で拭くことを許容しています（機種によって違いはありますので各メーカーのホームページでご確認ください）。ただし、もともとは、表面のコーティングや印刷が剝がれたり、結合面の接着が劣化することを避けるためにアルコールの使用は認めていませんでしたので、使うとしても慎重に取り扱うほうがよいでしょう。

ちなみに次亜塩素酸ナトリウムは、リモコン類くらいには使っても問題ないでしょうが、携帯電話やスマートフォンには使わないほうが無難です。

食器は、食器用洗剤で洗うだけでもいいのですが、食洗機を使うと、洗浄したうえに、最後の熱風乾燥で熱消毒もできます。

枕カバーなどの寝具は個別に使うようにします。

食事は、**できるだけ個別に盛りましょう。**夏場はそうめんやそばなどを1つのざるに盛って、みんなで食べるご家庭もあると思いますが、新型コロナウイルスのように潜伏期間が長い感染症が流行っているときは、避けたほうが無難だと思います。

家の中で感染を防ぐために

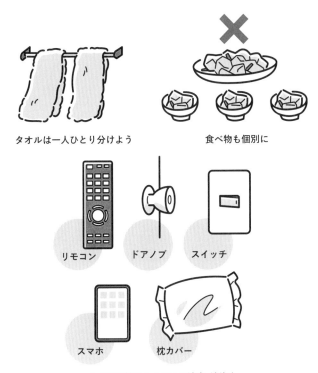

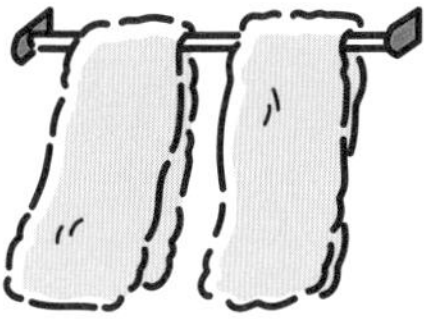

タオルは一人ひとり分けよう

食べ物も個別に

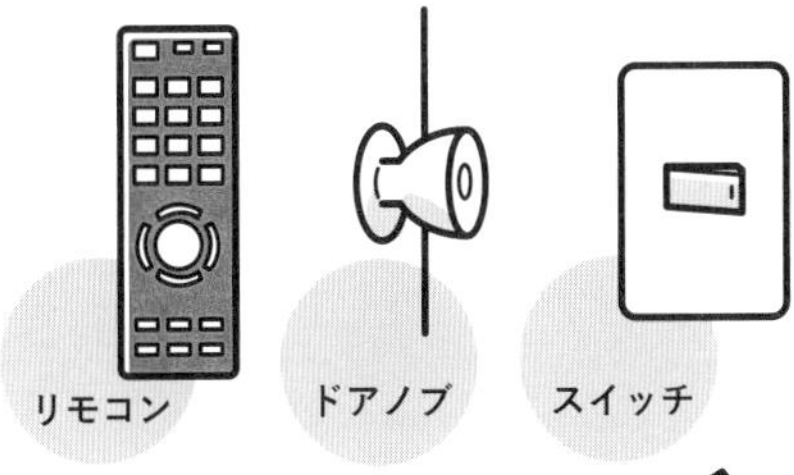

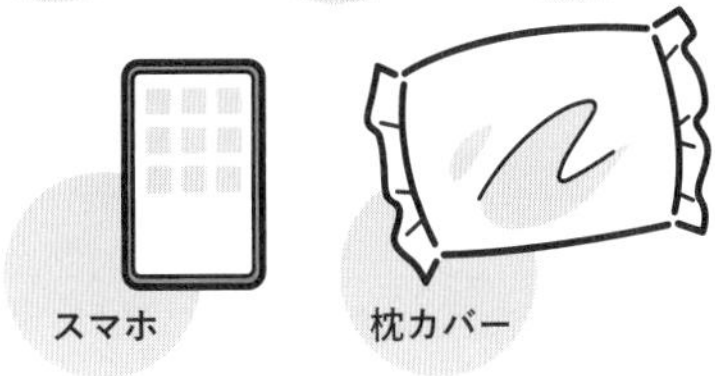

よく手に触れるところは消毒、洗浄を

なお、**外に洗濯物を干すことは問題ありません。**

●アルコールの代用品となるものは？

アルコール消毒液は、手指衛生だけでなく、もちろんモノの消毒にも使えます。マメな手洗いを習慣としつつ、1日1回、自宅や会社のドアノブや電気のスイッチなど、手で触れる共有物をアルコール消毒すれば、より万全です。

ただし、感染症が流行すると、アルコール消毒液はあっという間に入手困難になってしまいます。

そこでアルコールの代用品として使えるのが、**「次亜塩素酸ナトリウム」**です。これは、実はアルコールよりも強力な消毒薬であり、医療機関でも使用されることが多いものなのです。次亜塩素酸は、市販されている塩素系漂白剤に含まれています。スーパーやドラッグストアで簡単に入手できるうえに、水で薄めるだけで、日常的に使える消毒液を作ることができます。

なお、水で薄めても、非常に強力な消毒薬であることには変わりありません。そのため、次亜塩素酸は、手の消毒には使えません。モノの消毒に使用する際も、素手で扱うと手が荒れてしまうので、ゴム手袋をはめてください。

モノに塗布した後は、素材が傷まないよう、新しいペーパータオルや、乾いた布でしっかりと拭き取ります。また、金属を錆びさせる作用があるため、鉄などの金属製品の消毒には使わないように要注意です。

そして絶対に避けていただきたいのは、加湿器やアロマディフューザーなどに次亜塩素酸ナトリウムの消毒液を入れ、室内に散布することです。次亜塩素酸を吸い込み続けると、肺機能に支障が生じるなど、健康が害される恐れがあるためです。

換気を行なわず、高濃度の次亜塩素酸で家中を消毒していたために、めまいや脱力感が生じ、肺のレントゲン写真には白い影が見られた、というのは、中国で実際に報告された例です。室内で撒き散らした次亜塩素酸ナトリウムを吸い込み続けたために、次亜塩素酸ナトリウムによる「化学性肺炎」を発症してしまったのです。

以上のことにさえ気をつければ、次亜塩素酸ナトリウムは、アルコールの代用品として非常に有効です。

次亜塩素酸ナトリウムを使った消毒液は、次のように希釈濃度の違うものを2種類作り、消毒するものによって使い分けることをおすすめします。

・ドアノブ、テーブルなどの消毒用：希釈濃度0・05％
・トイレの消毒用：希釈濃度0・1％

濃度を調整する水の量は、製品によって異なります。

また、次亜塩素酸ナトリウムは、時間が経つごとに分解され、濃度が下がっていきます。高温になりやすい場所や、直射日光が当たる場所に置かれていると、いっそう分解されやすい物質です。

次亜塩素酸ナトリウムで消毒液を作る（0.05%以上）

メーカー	商品名	作り方の例
花王	ハイター	水１Lに本商品25mL（商品付属のキャップ１杯）
	キッチンハイター	水１Lに本商品25mL（商品付属のキャップ１杯）
カネヨ石鹸	カネヨブリーチ	水１Lに本商品10mL（商品付属のキャップ2分の１杯）
	カネヨキッチンブリーチ	水１Lに本商品10mL（商品付属のキャップ2分の１杯）
ミツエイ	ブリーチ	水１Lに本商品10mL（商品付属のキャップ2分の１杯）
	キッチンブリーチ	水１Lに本商品10mL（商品付属のキャップ2分の１杯）

※使用にあたっては商品パッケージやメーカーのホームページをご確認ください
出典　厚生労働省

したがって、購入してからの年月や保管状況によって、加える水の量を調整する必要もあります。同様の理由から、消毒液の「大量作り置き」は避け、1～2リットル程度ならば、冷暗所に保管したほうがいいでしょう。

新型コロナウイルスの感染拡大を受けて、塩素系漂白剤を製造しているメーカーも情報を発信しています。適切な希釈濃度などは、各社サイトをご参照ください。

●病院でやっている「消毒」と「滅菌」

ここで、病院で行なっている「消毒」と「滅菌」についてお話をしたいと思います。

まず「滅菌」と「消毒」の違いですが、滅

菌はウイルスや細菌をほぼ100%なくすことをいいます。それに対し消毒は、ウイルスや細菌をある程度無くすことをいい、厳格にどの程度減らすこと、というような定義はありません。病院内では手術に使用する物品などは滅菌をする必要性がありますが、日常生活においては滅菌までを目指す必要はなく、消毒で十分です。

その消毒には、大きく分けて2種類、**「熱（熱水・蒸気）」**と**「消毒薬」**があります。

実は、物品の消毒については、消毒薬よりも熱が消毒の第一選択となります。その理由は、消毒効果が消毒薬に比べ確実であることと、残留毒性がないことです。具体的には70〜93℃の熱水や蒸気で3〜10分間程度物品を消毒します。これにより、ほとんどのウイルスや細菌は消毒可能です。

消毒薬については、**「高水準消毒薬」「中水準消毒薬」「低水準消毒薬」**の3つに分類されます。高水準と中水準の違いは、「芽胞」といわれる一部の細菌が持つ殻のようなものを壊すことができるかどうかの差です。中水準と低水準の差は、ウイルスや結核菌、真菌といわれるカビを殺すことができるかの違いになっています。

消毒には、「熱」と「消毒薬」がある

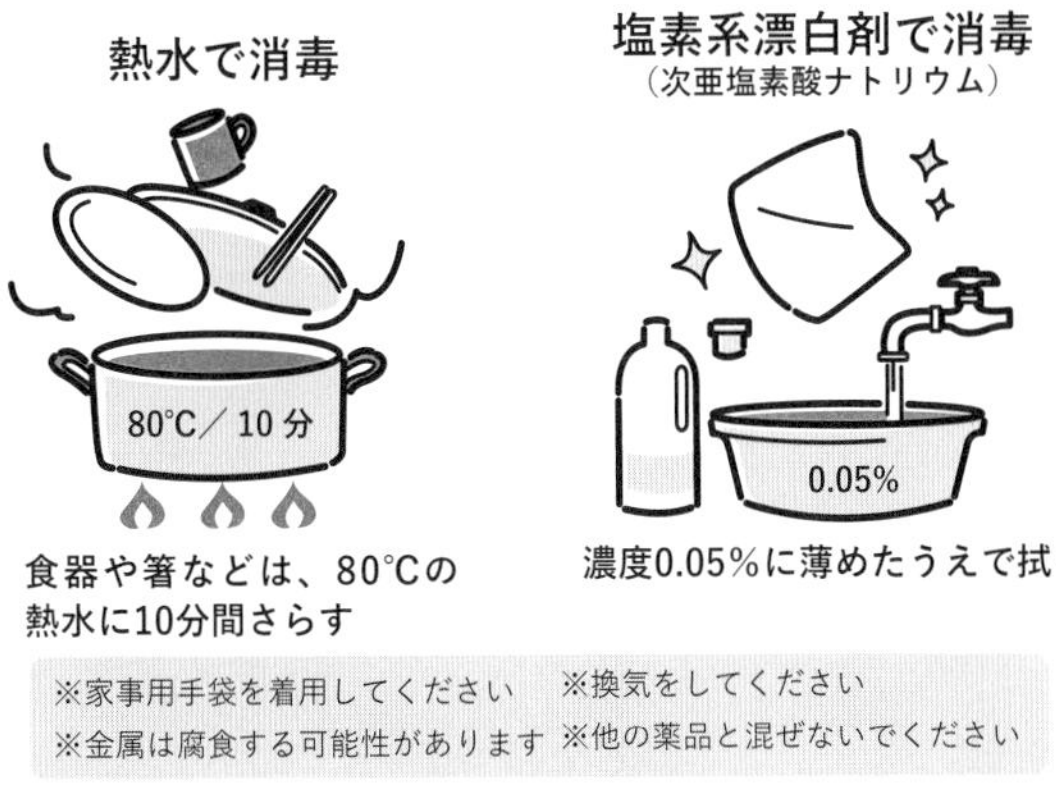
熱水で消毒
80℃／10分
食器や箸などは、80℃の
熱水に10分間さらす
塩素系漂白剤で消毒
（次亜塩素酸ナトリウム）
0.05%
濃度0.05%に薄めたうえで拭く
※家事用手袋を着用してください
※換気をしてください
※金属は腐食する可能性があります
※他の薬品と混ぜないでください

参考：厚生労働省

日常生活でも利用される消毒薬であるアルコールと次亜塩素酸ナトリウムはともに中水準消毒薬に分類されます。次亜塩素酸ナトリウムはアルコールよりも消毒効果は高く、高水準消毒薬と同様なのですが、汚れ（有機物）があったときに不活化されやすく、効果がなくなってしまうことから、中水準に分類されています。よって、**次亜塩素酸ナトリウムで消毒をするときには、表面についた汚れを落としてから、消毒**する必要があります。

●食中毒対策として

家の中での感染症としてよくあるのは、食中毒でしょう。

とくに食器を洗うためのスポンジや布巾、まな板や包丁、シンクは細菌やウイルスが付着しやすい場所といわれています。次のような対策をとるとよいでしょう。

・魚用・肉用・野菜用のまな板と分けて使う。
・使用後の布巾は煮沸して消毒した後、乾かします。漂白剤に一晩つけ込んでもよいでしょう。
・調理器具は洗剤と流水で洗った後、台所用の消毒薬を使うか熱湯をかけて殺菌します。
・スポンジやたわしもすぐ洗剤と流水で洗います。煮沸消毒するとより効果的です。

なお、冬場に多いノロウイルスやロタウイルスには、アルコール消毒が効きづらいです。万一、汚染された場合はハイターなど次亜塩素酸か熱湯を使って消毒します。次亜塩素酸ナトリウムで汚染された場所を浸すようにペーパータオルで拭くか、加熱できるものは熱湯で加熱して消毒します。

しかし、熱消毒をすれば絶対に安心というわけではありません。たとえば、**「ウェルシュ菌」**という細菌も食中毒を引き起こしますが、この菌には熱消毒が効きません。というのも、ウェルシュ菌は、「芽胞」というバリアのようなものを自分の周りに作ることができるため、熱にも強いのです。

前日の夜に作って常温で置いておいたカレーを、中途半端に温め直して食べてお腹を壊す場合がありますが、その多くはウェルシュ菌による食中毒と考えていいでしょう。ウェルシュ菌の芽胞は100度、1〜6時間の加熱に耐えられるといわれています。発症を防ぐためには、調理したらすぐ食べる。調理後に保存する場合は、急速に冷却するか、小分けにして粗熱をとりすぐ冷蔵します（FDA・アメリカ食品医薬品局では、2時間で21度以下、4時間以内に5度以下という基準があります）。

また、再加熱する時は中心温度が75度以上になるよう撹はんしながら1分以上加熱することが必要とされています。ただし、当日調理を基本と考えてください。

熱消毒の効果は高いがゆえに、熱を入れると安心してしまう人は多いかもしれません。だとしたら、「熱消毒は万能ではない」「熱にめっぽう強い微生物もいる」というのは、ぜひ知っておいていただきたい事実です。

●「抗菌グッズ」は有効か

近頃、よく「アルカリ電解水やセスキ水、クエン酸と重曹を配合したクリーニング剤などでも、細菌やウイルスを消毒できるか」と聞かれるのですが、これらが消毒に有効だという科学的なエビデンスはありません。

その他、「空気中の除菌効果がある」と宣伝されている家電なども、同様です。メーカーの実験では効果が実証されているのかもしれませんが、過信しないほうがいいでしょう。

本書は、「医療従事者が日ごろ実践していること」をもとにする、というスタンスで書いています。

そのスタンスからすると、アルカリ電解水などを院内で使用することはありませんし、「空間除菌」という概念も存在しません。

消毒には「アルコール消毒液、これが入手困難な場合は次亜塩素酸ナトリウムを希釈した消毒液」を使うこと、そして空気中の細菌、ウイルスに対処するには「換気」と覚えておいていただきたいと思います。

以上が、家の中で実践していただきたい基本的な対策です。次に要点をまとめておきましょう。

まとめ・家の中で徹底すべきこと

・全員がマメに手を洗う。
・頻繁に手を触れる携帯電話、スマートフォンは、1日1回、アルコール消毒液を染み込ませたペーパータオルや乾いた布で拭く。
・ドアノブ、テレビのリモコン、電気のスイッチなど「みんなが頻繁に触れるもの」も、1日1回、アルコール消毒液か次亜塩素酸の消毒液を染み込ませたペーパータオルや乾いた布で拭く(次亜塩素酸を使用する場合は、最後に新しいペーパータオルや別の乾いた布でしっかり拭く)。
・食器は洗剤を使って洗う。食洗機を使うと、最後の熱風乾燥で熱消毒もできる。

要介護者・ペットが同居している場合

要介護者にうつさない配慮を

家で高齢者を介護している場合、その人にうつさないことが一番大事です。手洗い、消毒のほかに、次のような対策が必要になります。

・介護を受けている人は、ほかの同居人と居室、食事時間、食事スペースを分け、なるべく接触を少なくする。
・感染症が疑われる人の入浴は、同居人全員の入浴後にする（同居人に、「うつさない」ため）。
・介護を受けている人は、最初に入浴する（外出していた同居人から「うつらない」ため）。

・介護者は手を洗ってから、マスクを着用して世話をする。

ちなみに、新型コロナウィルスに関するペットへの感染ですが、今までの医学の観点からは、人間のコロナウイルスは犬や猫にはうつらないものと考えられていました。しかし、２０２０年3月に香港で2件の新型コロナウイルスの症例が確認されています（ただし、犬が健康を害するようなことはなかったようです）。また、ヒトからネコへの感染も確認されました。そして、ネコからネコへの感染も確認されています。しかし、今のところネコからヒトへの感染は明らかになっていません。

これらについてはデータも少なく明らかなことはいえない状態ですが、感染症が流行している間は念のため犬や猫を飼っている方はできるだけ外出を避け、ドッグランなどほかの犬がいるようなところにいかないほうが無難でしょう。

感染予防は「束」でなくては意味がない

☑すべて行なっている人は34％

ここまで、基本的な感染予防策を、シチュエーションごとにお話ししてきましたが、いかがでしょうか。

新型コロナウイルスの流行により、ここのところ感染予防策に注目が集まっている感があります。

たしかに、新型コロナウイルスは未知のウイルスですが、「予防」という観点では、実は何ひとつ新しいことはありません。

手洗い、消毒、マスク――これらは、とくに私たち日本人にとっては、すでになじみ深いものであるはずです。

部屋を閉め切らず、「換気」をよくする――これも、何も目新しいところはない、基本的な予防策です。

具合が悪くなったら休む――なかなか実践しづらい人も多いかもしれませんが、当然といえば当然の話であり、やはり真新しい考え方ではありません。

そして「三密」や「ソーシャル・ディスタンス」――こうした単語こそ新たに広まったものですが、「人と緊密に接するのを避ける」という意味では、やはりずっと前からいわれてきたことなのです。

つまり、今後、さまざまな感染症から身を守るために、私たちがしていくべきなのは、今までもいわれてきた「基本の行動」を、もう少し強く意識し、より徹底していくことだといえるでしょう。

そこで、ぜひ紹介しておきたいのが、医療現場でよく使われる**「バンドル」**という言葉です。

「バンドル」とは「束」の意。そこから転じて、「バンドル」とは、科学的根拠のある方法を、**「単独」ではなく「複数まとめて行なうこと」**を意味します。複数の対策を束ねることこそが、最強の予防策というわけです。

手洗い、消毒、マスクなど、すべておなじみでも、実際には、どれか1つに偏ってきませんでしたか？　手は洗うけど、消毒やマスクはしていなかった、マスクと消毒はするけど、体調が悪いときに休めていない――思い当たる節はないでしょうか。

ちょうど本書執筆の最中に、新型コロナウイルスの感染拡大下の「一般市民の予防行動」を調査した研究論文が発表されました。それによると、WHOが推奨する5つの予防行動を「すべて行なっている」と答えた人は、34・7％にとどまっています。まさに「バンドル」が、まだ一般の方の間では浸透していないことを示しています。

「バンドル」の考え方に照らせば、1つの対策だけを100％実践するより、すべての対策を70％実践するほうが、予防効果は高くなります。

もちろん、すべて100％であれば、それに越したことはありません。どれくらい徹底して対策をとるべきかは、重症化リスクなどの有無、強弱によっても異なる

日本での予防行動の実施状況

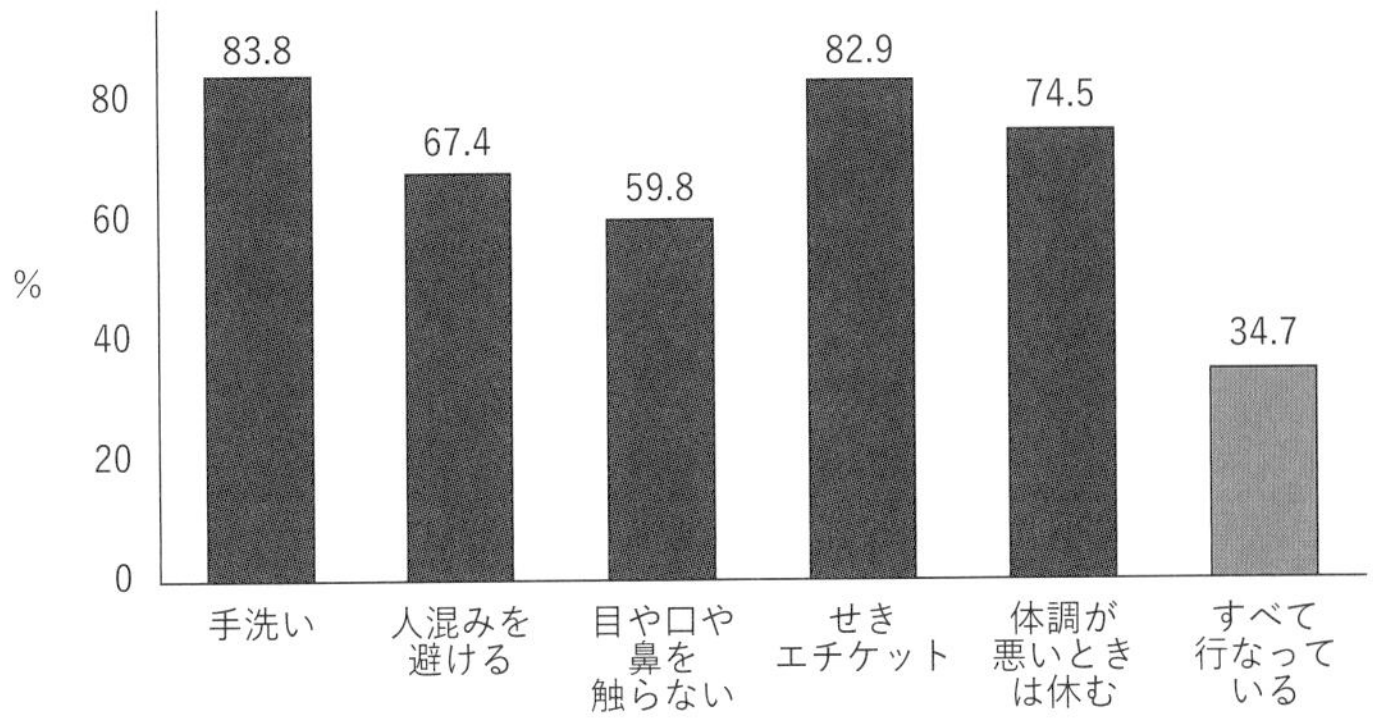

出典：町田征己、他。Adoption of personal protective measures by ordinary citizens during the COVID-19 outbreak in Japan., International Journal of Infectious diseases, DOI:10.1016/j.ijid.2020.04.014

でしょう。

いずれにせよ、「バンドル」が重要であることには違いありません。

どれか1つに偏るのではなく、まずは「すべてを、そこそこに」というところから意識して、予防策を実践していっていただければと思います。

「免疫力を高める」絶対的な方法はない

睡眠不足を避けよう

感染症が流行しているときは、適切な感染予防策をとることが何より重要です。うつらない、そしてうつさないために、日ごろ何をすべきかは、今までの説明で、だいぶご理解いただけたのではないでしょうか。

それと同時に、自分の体の免疫機能を整えておくことも大切です。医学的に「免疫力を高める」ということは実は難しいことです。「この食材を食べると免疫が上がる！」という内容で、しっかりとしたエビデンス（科学的根拠）があるものはないといっても過言ではありません。

しかし、「免疫力を下げる」方向のことは日々の診療の中でよく経験します。たとえばステロイドといわれる薬や、抗がん剤などを投薬されている方は免疫能が下がっていますし、がん患者さんでもさまざまなメカニズムで免疫は低下しています。だったら、免疫力をどうやったら上げられるか、という難しい質問は置いておいて、どうやったら免疫を下げず、普段どおりの生活ができるか、を考えたほうが効率的です。

免疫力を下げないようにするポイントは、**「睡眠」「ストレス対策」「運動」**の3つです。

ある医学論文によると、全体の睡眠時間の2〜8％に当たる時間（睡眠時間が8時間とすると、10〜40分間）、眠れなかっただけで、風邪の罹患率は5倍にもなるといいます。

ほんのわずかに睡眠時間が少なくなるだけで、格段に風邪を引きやすくなってしまう。これは、本来の睡眠時間が削られることで、風邪のウイルスに対抗する免疫機能が低下するからと考えられます。

では、「ストレス」と免疫機能の関係はどうでしょうか。

肉体的、精神的ストレスが続くと、自律神経など体のバランスを調整する機能が狂い、免疫機能にも悪影響が及ぶことがわかっています。現に、慢性的なストレス下にある人は、2～3倍、風邪にかかりやすいと結論づけている医学論文もあります。

そして3つめ、「運動」の習慣も、取り入れるに越したことはありません。

肥満などの生活習慣病を予防、軽減する効果は、すでに広く知られていますが、実は、感染症の予防にも役立つと考えられます。中程度から高度の運動習慣を持つ人は、秋口に、上気道感染（鼻や咽頭への感染）のリスクが減少することがわかっているのです。

なお、食事についてもさまざまな知見がありますが、何か特別な素材にこだわることなく、バランスよくしっかり食べることをおすすめします。

睡眠、ストレス対策、運動。これらも目新しいものではありませんが、健康の要ともいえる、体本来の免疫機能を整えてくれる習慣です。ぜひ、今までお話ししてきた感染予防策とともに取り入れていってください。

第3章

もし感染したら

「感染したかも？」と思ったら

「普通の風邪ではない！」と思ったらクリニックを受診してください

感染症対策に「絶対」はありません。

日ごろ気をつけていても、思わぬところで感染症を引き起こす細菌やウイルスに触れてしまい、感染、発症するというのは、誰の身にも起こりうることです。

そうである以上、「感染予防しているから大丈夫」ではなく、「もし感染したら？」と備えておくことも大切です。「自分は、かからない」という根拠のない自信が、最も危険といってもいいでしょう。

細菌やウイルスは目に見えないため、感染したかどうかは、自分の体に現れる「症状」から窺い知るしかありません。発熱、倦怠感、せき、のどの痛み、くしゃみ、鼻詰まり、節々の痛み……こうした「感染のサイン」が現れていないか。とくに感染症が流行している時は、体調の変化を敏感に感じ取ることが大事です。

そして大前提として、「具合が悪くなったら休む」ことが重要です。「いつもは会社や学校を休むほどではない風邪」でも、感染症が流行している時期は、ちょっとでも具合が悪かったら休んでください。休むことは、まったく悪いことではありません。そこで無理を押して会社や学校に行きつづけ、後から陽性とわかったら、その間に周囲に感染を広げてしまうかもしれないのです。

感染した人が責められる理由は1つもありませんし、感染の疑いがあることを隠す必要もありません。感染症が流行しているときは、「なんだか具合が悪いので休みます」ときっぱり伝えることが正解なのです。

実際に症状が現れ、「感染したかも?」と思ったら、どうしたらいいでしょう。政府からガイダンスが通達されている場合は、それに従うことが基本です。日本の医療アクセスのよさは、他国に比べて優れたところではありますが、感染症が大流行している時は別です。新型コロナウイルスでは、厚生労働省から、「新型コロナウイルス感染症についての相談・受診の目安」が示されています（178ページ参照）。

とはいえ、**通常の風邪とは違う症状で、本当に自分がつらいと思ったら、**私個人としては、クリニックへの受診や相談を検討したほうがよいと思います。

●新型コロナウイルスが疑われる症状とは？

症状は感染症によって異なりますが、新型コロナウイルスの場合は179ページのとおりです。症状のなかでも「強いだるさ（倦怠感）」「息苦しさ」については数字ではないので、わかりづらいかもしれません。

だるさは、熱が出た時のだるい感じを思い出していただけるとよいと思います。

息苦しさについては、

- **1文を息継ぎなしで話すことができるか**
- **お子さんであれば、肩や全身で呼吸をしているか**

は一つの目安になるでしょう。このような症状が出ている時は、病院受診を強くおすすめします。

もっと正確に知りたいというのであれば、家庭でパルスオキシメーターを購入することもできます。通常病院では、酸素の濃度（酸素飽和度）をパルスオキシメーターという機械で調べています。正常なら96～100％。これが90％を切ってくる、もしくはいつもより3～4％低ければ酸素投与が必要と判断しています。今は家庭用に購入する方もいますが、数字の見方については医師への相談が必要です。

酸素濃度が正常値ではなく、せきがあって38～39度の熱があるという状況であれば、肺炎を起こしている可能性がありますので、すぐに保健所に電話し、指示を仰いでください。

●新型コロナウイルスで、高熱でも軽症？といわれる理由

新型コロナウイルスについては、「39度も熱が出たのに軽症だと判断された」という感染者の話を聞いた方もいるかもしれません。

・中等症――息苦しさがあり、会話が困難で、酸素投与が必要なレベル
・重症――会話は不可能で、人工呼吸器や人工肺が必要なレベル
（多くの場合、これらに発熱と激しいせきが伴う）

＊どこに相談すればいいのか

・目安になっている症状が現れたら、まずかかりつけ医に相談する（症状が悪化したなど、緊急性を感じた場合は保健所に相談する）
・病院が混雑していることを想定し、先に電話で相談するか、オンライン受診を利用する

＊病院では何をしてもらえるか

・胸部レントゲン撮影や採血、尿検査などを行ない、新型コロナウイルス感染症ではない病気（細菌性肺炎や尿路感染症など）の除外
・医師が必要と判断したら、保健所や帰国者・接触者外来、PCR 検査センターなどへのＰＣＲ検査への橋渡し
・電話相談、オンライン診療では、「様子を見る」「市販薬を服用して自宅療養する」「保健所に連絡する」などのアドバイス

※病院によって異なります

＊新型コロナウイルス感染症についての相談・受診

・息苦しさ（呼吸困難）、強いだるさ（倦怠感）、高熱等の強い症状のいずれかがある場合
・重症化しやすい方*で、発熱やせきなどの比較的軽い風邪の症状がある場合
・上記以外の方で発熱やせきなど比較的軽い風邪の症状が続く場合

＊高齢者をはじめ、基礎疾患（糖尿病、心不全、呼吸器疾患〈慢性閉塞性肺疾患など〉など）がある方や透析を受けている方、免疫抑制剤や抗がん剤などを用いている方

※症状が4日以上続く場合は必ずご相談ください。症状には個人差がありますので、強い症状と思う場合にはすぐに相談してください。解熱剤などを飲み続けなければならない方も同様です

＊症状の目安

・「息苦しさ」の目安——短い文章を息継ぎなしで言い切れない。全力疾走後のように肩で息をしている。「パルスオキシメーター」など酸素濃度測定器の数値がいつもより3～4%低い
・「強いだるさ」の目安——起き上がらず、横になっていたい、トイレに行くのもしんどいなど
・「発熱」の目安——37.5度（平熱にかかわらず、これを1つの目安とする）

＊重症度の目安

・軽症——普通に会話ができ、酸素投与は不要なレベル

コロナウイルスは肺に症状が出ることが多い病気なので、重症度は、酸素濃度で決められます。したがって、息が苦しければ重症の可能性がありますし、逆に熱が38～39度でも、普通に呼吸ができる状態は軽症になります。「8割の方は軽症で治ります」というのは、**「酸素投与はいりません」**ということなのです。

したがって、「8割が軽症だから、かかったとしても楽に済むだろう」と思っていたら、高熱にうなされるということにもなりかねません。

●病院でも新型コロナウイルスはわかるの？

CTスキャンのある病院で感染がわかるという話を聞いた方もあるでしょう。たしかに新型コロナウイルスによる肺炎なのか、ほかの細菌性肺炎なのかは、ある程度わかります。細菌性肺炎であれば、抗生物質で治ります。

今回のコロナウイルスを機に、初診でのオンライン診療も解禁されています。従来、オンライン診療が可能なのは、再診のみでしたが、今は、慢性疾患の方で、お薬手帳やこれまでの通院の履歴がわかれば、初診でも問題はありません。

一方で急な腹痛や発熱などがある急性疾患の場合は、血圧や酸素濃度をみたり、身体診察をしなければならないので、オンラインで診療しきれない部分があります。ただし、新型コロナウイルスの場合は、会話や息づかいをみれば、ある程度、患者さんの状態がわかりますので、「様子を見る」「市販薬を服用して自宅で療養する」「保健所に連絡する」などの判断はできると思います。

ちなみに新型コロナウイルス感染症では、原則お見舞いや面会はできません。

●家族が感染した場合

家族が感染した場合は、ほかの同居人と居室、食事時間、食事スペースを分け、なるべく接触を少なくし、入浴は他の家族が入った後に、最後に入るようにしましょう。また、看病や世話をする人は、誰か1人と決め、マスクを着用するようにしてください。もちろん。手洗いも忘れてはいけません。

病院に行けない時は

市販薬で症状をやわらげることはできる

症状が出ていても、病院に行けない場合もあるかもしれません。感染症が流行している時は、病院を訪れる人が、病院の許容量を超えてしまう可能性があります。あるいは「混雑した待合室を避けたい」「そもそも外出がつらい」など、自分自身が病院に行くことをためらってしまうこともあるでしょう。

病院に行くべきか、救急車を呼ぶべきかなどは、症状の緊急性や感染症の種類にもよります。その時々の政府や厚生労働省の指針に従うことが前提ですが、ここでは新型コロナウイルスの場合で考えてみましょう。

まず、新型コロナウイルスは、風邪のウイルスの一種「コロナウイルス」の新型です。ごく初期の症状は発熱やせきであり、現時点でのデータでは、8割の人は、それ以上は悪化することなく治癒に向かいます。症状が出たからといって、必ず悪化し、重症化するわけではありません。

では、発熱、せきがあり、病院に行けない場合は、どうしたらいいでしょうか。それは**「通常の風邪と同じ対処」**をすること。対症療法ではありますが、熱やせきがひどくて眠れないような時は、市販の風邪薬（解熱・消炎・鎮痛剤）を服用し、安静にすることです。

ここで少し専門的な話になりますが、「避けたほうがいい風邪薬」などについて、いっとき情報が飛び交っていたので、説明しておきましょう。

結論からいえば、どのような種類の風邪薬を飲んでも問題ありません。

一時期、新型コロナウイルスは、「イブプロフェン」（消炎鎮痛剤）を飲むと悪化しやすいといわれていました。しかし、今では否定されていて、厚生労働省からの通知でも科学的根拠は得られていないとされています。

それでも心配ならば**「アセトアミノフェン」が配合されている風邪薬**を選びます。

アセトアミノフェンは、解熱鎮痛剤です。発熱のだるさや節々の痛み、のどの痛みがつらい時、あるいは発熱のために寝つけない時などに服用すると、だいぶ楽になるでしょう。

誤解を防ぐために補足しておくと、市販の風邪薬にも、病院で処方される「総合感冒薬」にも、「抗菌」や「抗ウイルス作用」はありません。つまり、これらの薬は「治す」わけではなく、ただ**「風邪からくる症状を抑える」だけ**なのです。

といっても、風邪薬に意味がないということではありません。症状で体力が消耗しすぎないように、また免疫機能に関わる睡眠を確保するためにも、症状がつらい時には、薬の力を借りることをおすすめします。

また、漢方薬を服用するというのも1つの選択肢です。

たとえば**「葛根湯《かっこんとう》」**には、主に体を温めて発汗解熱させる作用と、首筋の凝りをとる作用があります。よく「初期の風邪には葛根湯」と言われるように、「初期の悪寒があり、節々が痛い時」に、症状の緩和が期待できます。

もう1つ、漢方の風邪薬でおすすめなのは、**「麻黄湯《まおうとう》」**です。私も、悪寒を感じた時などには、よく麻黄湯を飲みます。

麻黄湯の主な作用は、発汗解熱、鎮咳《ちんがい》（せきを鎮める）です。実はウイルス性の風邪に対する作用も認められており、インフルエンザ感染後の解熱作用、頭痛・筋肉痛・せき・倦怠感などの緩和作用は、**「インフルエンザ薬と同等だった」**という臨床データもあるほどです。さらに、インフルエンザからくる関節痛では、抗インフルエンザ薬「タミフル」よりも大きな改善効果が認められているのです（なお、新型コロナウイルスに対する効果は、2020年6月の時点でわかっていません）。

【病院に行けない時の対処法】

・（新型コロナウイルスの感染が疑われる場合）症状が急激に悪化するなど、緊急性を感じない場合は、「通常の風邪」の時と同じように、市販の風邪薬を飲んで静養する（風邪薬の目的は「症状の緩和」なので、そこまで症状がつらくなければ飲まなくてもいい）。

主な風邪薬の成分（1日分・成人）

商品名	配合成分			
	消炎鎮痛薬	抗ヒスタミン薬	鎮咳剤	その他
市販の総合感冒薬				
パブロンS ゴールドW	アセトアミノフェン900mg	クロルフェニラミンマレイン酸塩7.5mg	ジヒドロコデインリン酸塩24mg	アンブロキソール塩酸塩45mg／L-カルボシスライン750mg／リボフラビン12mg
新ルル®-A錠s	アセトアミノフェン900mg	クレマスチンフマル酸塩1.34mg	ジヒドロコデインリン酸塩24mg／ノスカピン48mg	dl-メチルエフェドリン塩酸塩60mg／無水カフェイン75mg／グアヤコールスルホン酸カリウム240mg／ベンフォアチアミン24mg
ベンザ® エースA	アセトアミノフェン900mg	d-クロルフェニラミンマレイン酸塩3.5mg	デキストロメトルファン臭化水素酸塩水和物48mg	dl-メチルエフェドリン塩酸塩60mg／無水カフェイン75mg／ヘスペリジン60mg／トラネキサム酸420mg
エスタックイブ® ファイン	イブプロフェン450mg	d-クレマスチンフマル酸塩3.5mg	ジヒドロコデインリン酸塩24mg	アンブロキソール塩酸塩45mg／ヨウ化イソプロパミド6mg／dl-メチルエフェドリン塩酸塩60mg／無水カフェイン75mg／アスコルビン酸300mg／チアミン硝化物24mg
新コンタック® かぜ総合	アセトアミノフェン900mg	d-クロルフェニラミンマレイン酸塩3.5mg	デキストロメトルファン臭化水素酸塩水和物48mg	dl-メチルエフェドリン塩酸塩40mg／無水カフェイン75mg／フロムヘキシン塩酸塩8mg
改源	アセトアミノフェン900mg	—	—	dl-メチルエフェドリン塩酸塩30mg／無水カフェイン75mg／カンゾウ末200mg／ケイヒ末200mg／ショウキョウ末100mg
プレコール® 持続性カプセル	イソプロピルアンチピリン300mg／アセトアミノフェン450mg	クロルフェニラミンマレイン酸塩7.5mg	ジヒドロコデインリン酸塩12mg	dl-メチルエフェドリン塩酸塩60mg／無水カフェイン75mg／カンゾウエキス末118mg
コルゲンコーワ IB錠TX	イブプロフェン450mg	d-クロルフェニラミンマレイン酸塩3.5mg	ジヒドロコデインリン酸塩24mg	dl-メチルエフェドリン塩酸塩60mg／無水カフェイン75mg／グアイフェネシン250mg／トラネキサム酸750mg
医師が処方する総合感冒薬				
PL配合顆粒	サリチルアミド1080mg／アセトアミノフェン600mg	プロメタジンメチレンジサリチル酸塩54mg	—	無水カフェイン240mg
ペレックス® 配合顆粒	サリチルアミド1080mg／アセトアミノフェン600mg	クロルフェニラミンマレイン酸塩12mg	—	無水カフェイン120mg
SG配合顆粒	イソプロピルアンチピリン600mg／アセトアミノフェン1000mg	—	—	無水カフェイン200mg／アリルイソプロピルアセチル尿素240mg

「風邪かな?」に潜む危険

私たちにとって、最も身近な感染症は「風邪」です。

実際、熱っぽい、せきが出る、のどが痛い、鼻水が出る、といった症状が見られたら、ほとんどの人が「風邪かな?」と思うでしょう。最初は市販の風邪薬を飲んでしのぎ、それでも症状が続いたら病院に行く、という流れではないでしょうか。

そしてたいていの場合は、自然と治っていきます。

しかし、時には「単なる風邪」で済まされない場合があるのです。

今では、新型コロナウイルスの感染が筆頭に挙がりますが、それ以外にも、単なる風邪と見える症状が、実は深刻な病気のサインとなっていることがあります。

第1章で、「風邪」とは「せき、鼻水、のどの痛みが同時に、同程度、現れている状態」だと説明しました。

このうち、どれか1つが際立っていたら、「急性気管支炎(せき症状メイン型)」「急性副鼻腔炎（鼻症状メイン型）」「急性咽頭炎（のど症状メイン型）」に分かれます。

さらに症状の現れ方によっては、次のように、風邪とはまったく違う病気になっている可能性も考えられるのです。なかには、深刻な病気を疑ったほうがいい症状もあります。

もちろん、診断を下すのは医師の仕事です。一般の方が過度に恐れる必要はありませんが、こういうケースもありうるということは、1つの知識として頭に入れておいてもいいでしょう。


【「風邪」ではない可能性があるケース】

・高熱だけ（その他の症状は不明瞭）——腎盂《じんう》腎炎《じんえん》、前立腺炎《ぜんりつせんえん》、肝膿瘍《かんのうよう》、感染性心《かんせんせいしん》内膜炎《ないまくえん》、胆管炎《たんかんえん》
・微熱と倦怠感だけ——急性肝炎、心筋炎、甲状腺炎、リウマチ性多発筋痛症、悪性腫瘍、結核
・発熱と頭痛——髄膜炎
・発熱と消化器症状（下痢、腹痛）——感染性腸炎、感染性大動脈瘤

・発熱と関節痛――化膿性関節炎、ウイルス感染症
・発熱と皮疹――壊死性筋膜炎、蜂窩織炎《ほうかしきえん》（細菌性の皮膚炎の一種）、多形滲出性《たけいしんしゅつせい》紅斑《こうはん》（ウイルス、細菌、薬剤アレルギーなどによって起こる皮膚炎の一種。重症型では内臓に支障が及ぶ）、毒素性ショック症候群（細菌感染による急性疾患）
・発熱と頸部痛――伝染性単核球症（ウイルス感染症の一種）、菊池病（リンパ節炎の一種）、悪性リンパ腫、結核、サルコイドーシス（難病指定されている原因不明の多臓器疾患）

●「治った」と思っても、油断してはいけない

では、感染症が「治る」とはどういうことでしょうか。

「細菌やウイルスが完全に体内から消え去る＝治る」と思っている人が多いかもしれませんが、私は、それは違うのではないかと考えています。

症状がすっかりなくなっても、細菌やウイルスが体内に残る可能性はあります。

ただし、症状が消えていれば、もう以前と同様に活動できますし、本人の実感と

しても「治った」になるでしょう。この状態を「治癒」と呼んでいいのではないかと、私は考えているのです。

さて、重要なのは、ここからです。

たとえば、インフルエンザでは、「発症してから5日間」かつ「平熱まで下がってから2日間（幼児の場合は3日間）」を出席停止期間とすることが、「学校保健安全法」で定められています。

お子さんがいらっしゃる方などは、「治ってからも休まなくてはいけないなんて……」と思ったことがあるかもしれません。しかし、これは、「治った後の感染力」を考慮した重要な取り決めなのです。

症状が消え、本人はすっかり「治った」と思っていても、細菌やウイルスは体内に残っていることがあります。そして細菌やウイルスが体内に残っていれば、当然、自分の飛沫や便にも含まれます。

つまり、治ってもなお、感染力を維持している場合があるということです。自分は元気でも、飛沫や接触を介して誰かにうつしてしまう恐れがある。この可能性を

主な感染症と出席停止期間の基準

感染症	出席停止の期間の基準
インフルエンザ（鳥インフルエンザ H5N1 および新型インフルエンザは除く）	発症した後5日を経過し、かつ、解熱した後2日（幼児は3日）を経過するまで
百日ぜき	特有のせきが消失するまで、または、5日間の適正な抗菌薬療法が終了するまで
麻疹（はしか）	解熱した後3日を経過するまで
流行性耳下腺炎（おたふくかぜ）	耳下腺、顎下腺または舌下腺の腫脹がはじまった後5日を経過し、かつ、全身状態が良好となるまで
風疹（三日ばしか）	発疹が消失するまで
水痘（水ぼうそう）	すべての発疹がかさぶたになるまで
咽頭結膜炎（プール熱）	主要症状が消えた後2日を経過するまで
結核	症状により学校医その他の医師において感染のおそれがないと認めるまで
髄膜炎菌性髄膜炎	症状により学校医その他の医師において感染のおそれがないと認めるまで
その他の感染症（感染性胃腸炎（流行性嘔吐下痢症）、マイコプラズマ感染症、溶連菌感染症等）、手足口病、ヘルパンギーナなど	条件によっては、医師の判断により、流行を防ぐために出席停止の措置が必要と考えられる感染症

無視してはいけません。特に免疫の低下している方は、この期間が長くなる傾向があります。

新型コロナウイルスは、発症の2〜3日前から発症直後に、最もウイルスが多くなるとされています。これは、本人に感染の自覚がないうちから、強い感染力があることを意味しており、稀に見る規模で感染が拡大した一因と考えられます。

一方、いいニュースもあります。新型コロナウイルスは、発症から1週間ほど経つと、ウイルス量が急激に体内から減っていくこともわかっているのです。

といっても、新型コロナウイルスの研究は、まだはじまったばかりです。まだサンプル数も圧倒的に足りていないため、しばらくは、すべてを「現段階の研究では」という条件つきで理解しなくてはいけません。

今後、さらに研究が進めば、新型コロナウイルスについても、インフルエンザのような「出席停止期間」の基準が設けられていくと思われます。

●新型コロナウイルス「再陽性」の謎

新型コロナウイルスでは、検査で陰性になった後に、ふたたび陽性になったというケースも報告されています。

なぜ、このようなことが起こるのか。考えられる可能性は3つですが、残念ながら、まだ特定はできません。

1つめは、**たまたま検査で陽性にならなかった**という可能性です。今のところこれが一番可能性としては考えられそうです。

PCR検査の精度は、100%ではありません。そのため、本当は陽性なのに一度、陰性と出てしまった。ところが、ふたたび症状が強くなったため検査を受けたら陽性となった——というケースもありえます。その逆で本当は陰性なのに、検査のエラーで陽性と出てしまった、という可能性もあります。また、症状が進むにしたがって、感染する箇所が変わるウイルスもあるため、たまたまサンプルを採取した場所にウイルスがいなくて陰性になったということもあります。「検査結果」は、絶対的な存在で、「間違えるわけがない」と思われている節がありますが、実はどんな検査でも、100％正しいということはありません。

2つめは、一度は陰性になるまでウイルスの量が減ったものの、何らかの理由で免疫機能が低下し、**ウイルスがふたたび活発に増殖しはじめた**ために、陽性となってしまったという可能性です。

たとえば、陰性になった後、急に無理して働いたら、ストレスが溜まったり、睡眠不足が続いたりしても不思議ではありません。そのために免疫機能が低下し、ウイルスが再活性化するというのも考えられることなのです。

そして3つめの可能性は、一度はウイルスを克服したのに、新たに別のところで感染してしまったというもの。つまり**「再感染」**の可能性です。

ウイルス感染症では、多くの場合、一度かかると、そのウイルスに対する「抗体」が体内に作られます。

抗体とは免疫物質の一種であり、一度は細胞への侵入を許してしまったウイルスを、次からは「異物」とみなして排除してくれます。なかにはその抗体が一生涯持続し、再度そのウイルスに感染することがほぼなくなるというものもあります。たとえば、麻疹（はしか）や水ぼうそう、おたふくかぜといった感染症は、一度抗体ができたらほとんど2度目はかかりません。これを「終生免疫」といいます。

ちなみに、ワクチンは、この抗体が作られる体の仕組みを利用したものです。危険な感染症のウイルスを、ほんの微量だけ、わざと体内に注入し、抗体が作られるようにするのです。

新型コロナウイルスでも、抗体を獲得した例は報告されています。

しかし一方では、再陽性になったケースも報告されている。もし、その人たちが、新たに2度目の感染をしたのであれば、新型コロナウイルスは、一度かかると必ず抗体が作られるわけではない、という可能性があるのです。

あるいは、抗体は作られても、抗体が弱い、もしくは抗体の効力が長続きしないために、2度目の感染が起こっていることも考えられます。

新型コロナウイルスについては、まだわかっていないことだらけです。抗体について も、はたして、どれくらい強力に働くのか、どれくらいの期間、有効なのかなどは解明されていません。

さらなる研究や技術の発展によって、今後、抗体の有効期限が明らかにされるとともに、抗体の強さを測定できる抗体検査機なども開発されていくでしょう。

第4章
感染症は防げるか

必要なワクチンを接種していますか？

実はワクチン後進国の日本

感染症は、私たちの体に何かしらの支障をもたらし、時には命すら脅かします。さらには空気や飛沫、接触、蚊を介して感染し、1人から多くの人へと被害を広げる可能性もあるという、非常に厄介な病気です。

そんな感染症に、私たち人類が対抗する方法は、第2章で詳しくお話ししたように、一人ひとりの行動によって感染を広げないようにすること、そして、治療薬とワクチンです。

とくにワクチンは、感染症を未然に防ぐことができる、非常に心強い存在です。すべての感染症にワクチンが存在するわけではありませんが、それでも、今まで人類を脅かしてきた多くの感染症は、ワクチンの開発によって、ほとんど恐るべきものではなくなっているのです。

ワクチンというと、よく「副作用が怖い」という話も聞きますが、その面だけが誇張され、情報が一人歩きしているように見えます。

たとえば、子宮頸がんワクチンには、神経症状などの副作用があるという情報が広まったことがありました。しかし今では、そうした症状は、ワクチンとは無関係であることがわかっています。

ワクチンの副作用が起こる可能性は、たしかに、ゼロではありません。しかし、予防接種を受けて副作用が起こるか、それとも予防接種を受けずに、命を奪いかねない感染症にかかるか。これらを天秤にかけるとしたら、確率的には、だんぜん後者のリスクのほうが高いといえるのです。

感染症には、自分が感染、発症する恐ろしさに加え、他人に感染させ、発症例の増加に関わってしまう恐ろしさもあります。そこで、ぜひこれを機に知っていただきたいのが、「基本再生産数」と「集団免疫率」という専門用語です。どちらも感染症を正しく捉えるために重要です。

まず、基本再生産数とは、「1人の感染者から、何人へ感染を拡げてしまうか」という数値です。

そして、「社会全体で何％の免疫保有者がいれば感染拡大を防げるか」という数値が**「集団免疫率」**です。この集団免疫率は、基本的に一人ひとりがワクチンを接種することにより成り立たせるものです。

次ページの表は、さまざまな感染症と「集団免疫率」をまとめたものです。これを見ると、麻疹については、日本国民の90～95％がワクチンを接種し、抗体を保有すれば、国内で麻疹の流行は起きなくなる、ということがわかります。ちなみに新型コロナウイルス感染症は、基本再生産数が2～4％程度と計算されており、集団免疫率としては60～70％程度は必要であろうと考えられています。

基本再生産数が高い、つまり感染力が高い感染症であればあるほど、集団免疫率も高く、ワクチンを打っている人数を増やさなければ、その病気の流行を抑えられない、ということです。

さまざまな感染症と、集団免疫率

感染症	基本再生産数	集団免疫率（%）
麻疹	16〜21	90〜95
おたふくかぜ	11〜14	85〜90
風疹	7〜9	80〜85
水ぼうそう	8〜10	90
ポリオ	5〜7	80〜86
天然痘	5〜7	80〜85
百日ぜき	16〜21	90〜95
インフルエンザ	2〜3	50〜67

基本再生産数：免疫を持たない集団に感染者１人で何人うつすか
集団免疫率：感染の拡大阻止に必要な免疫保持者の割合

「ワクチンを打たない」という選択は、個人の自由ではありますが、その国の感染症対策に対し大きな痛手となることも知っておいてほしいところです。

では、どんなワクチンを接種したらいいでしょうか。

季節性のインフルエンザなどを除き、多くの予防接種は、乳幼児期から学童期に受けることになっています。ただし、自治体から予防接種のお知らせが届くだけであり、それには強制力がありません。接種のタイミングを逃したまま、親御さんがうっかり忘れてしまったというケースも考えられます。

乳幼児期に接種するものでも、大人になっ

てから接種できます。日本人が受けておいたほうがいい予防接種は別表にまとめましたので、もし受けていないものがあれば、今からでも受けることをおすすめします。

●いつ、どんなワクチンを接種したらいいか

そうはいっても、自分がどの予防接種を受けたのか把握していない、という方も多いことでしょう。

乳幼児のころに受けた予防接種は、実は母子手帳を見なくてはわかりません。親御さんから取り寄せられるのなら、母子手帳は、自分の手元に持っておいたほうがいいと思います。

何らかの事情で母子手帳が入手不能な場合は、医師と相談のうえ、予防接種を受けたか疑わしい感染症や、心配な感染症（今後、感染する可能性があるもの）のワクチンを受けるといいでしょう。

予防接種は複数回でも受けられるものですから、もし、過去に受けていたとしても問題ありません。それよりも、「予防接種を受けたはずが、受けていなかった」

日本人が接種しておいたほうがいいワクチンの一覧

種類	予防可能な疾患
インフルエンザ	インフルエンザ
はしか	はしか★
風疹	風疹★
水ぼうそう	水ぼうそう　帯状疱疹
おたふくかぜ	おたふくかぜ
MR	はしか★　風疹
MMR	はしか★　風疹　おたふくかぜ
T-dap（成人用三種）	ジフテリア★　破傷風★　百日ぜき★
肝炎	A型肝炎
肝炎	B型肝炎-（2016年10月～）
Hid（ヒブ）	インフルエンザ桿《かん》菌
BCG	結核
破傷風	破傷風★
日本脳炎	日本脳炎★
ポリオ	ポリオ★
髄膜炎	髄膜炎
肺炎球菌	肺炎球菌
HPV	子宮頸がん　肛門がん

★予防接種法の対象で努力義務が生じるもの
※はしか、MMR、MR は状況に応じていずれか接種

という可能性を潰すほうが重要です。

また、意外に思えるかもしれませんが、日本は、実は「ワクチン後進国」です。ワクチンのなかには、日本国内で製造されていないために、外国産に頼らなくてはいけないものも少なくありません。他の先進国に比べると、日本では、そこまでワクチンに重きが置かれていないことが透けて見えます。

それは、海外に渡航する際に、予防接種を受ける人が少ないという実態にも現れています。実際、ある海外の医師による論文でも、「日本人は予防接種を受けずに入国する。もっとワクチン接種をしてから海外に行くべきだ」と指摘されているほどです。

諸外国のなかには、特定の予防接種を受けていることを入国条件としている国もあります。そういう場合はもちろんですが、海外で感染症にならないよう、出国前に自主的に予防接種を受けるというのが、実は他の先進国では常識なのです。

すでにご理解いただいたように、感染症は自分だけの問題ではなく、自分がかかると周りの人にも被害が及ぶ恐れのあるものです。海外で感染症にかかり、日本に持ち帰ってしまうリスクは、排除しておくに越したことはないでしょう。

海外渡航のための予防接種は、「トラベルクリニック」で受けることができます。今後、海外に渡航する計画がある人は、ぜひ受診することをおすすめします。

「予防接種」最低限の心得

・203ページの表にある感染症のうち、母子手帳に予防接種の記録がないものは、大人になってからでも予防接種を受けたほうがいい。
・母子手帳を確認できない場合は、医師と相談のうえ、必要と思われる予防接種を受ける（もし過去に接種を受けたことがあっても問題はない）。
・旅行などで国外に出る前には「トラベルクリニック」で相談のうえ、必要な予防接種を受ける。

「2021年オリンピック」で心配な感染症

☑国境を越えて人が入ってくる今後、気をつけたい病気は？

グローバル化が進み、人や物が国境を越えて頻繁に出入りする世界は、そうなる前の世界に比べてパンデミックが起こりやすいとされています。

前項では「自分が海外に行く場合」に触れましたが、もちろん、海外から日本に入国する人たちが、何らかの感染症を運んでくることも考えられます。

実際、新型コロナウイルスも、2019年末に中国の武漢市で感染が確認されてから、あっという間に世界に広がりました。新型コロナウイルスは収束しても、別のウイルスで感染症が「輸入」されてしまう可能性は、充分にありうる話です。

そう考えると、2021年に延期された東京オリンピックでも警戒が必要です。

実は、2020年東京オリンピックについても、私たち医療従事者の間では感染症への危機意識が共有されていました。新型コロナウイルスが騒ぎになるよりも、ずっと前からの話です。専門家は、ごく自然な発想として、「**国境を越えて人が多く集まる機会＝感染症が流行する可能性**」ととらえているのです。

オリンピックの延期によって、仮に新型コロナウイルスが、また新たに大量に入ってくる懸念はほぼ払拭されたとしても、感染症にかかる危険がなくなったわけではありません。気をつけるべき感染症の例を挙げておきましょう。

・麻疹――大人が重症化しやすいウイルス感染症

麻疹ウイルスは空気感染します。しかも潜伏期間は約10日間と比較的長いため、1人の感染者から爆発的に広がる可能性があります。発展途上国などでは致死率は3％程度であり、安堵することはできません。大人が感染すると脳炎などを起こすこともあり、重症化しやすい感染症です。

・髄膜炎菌感染症——致死率20％の細菌感染症

髄膜炎には、細菌性のものとウイルス性のものがあるのですが、細菌性の致死率は20％と非常に高くなっています。そのため、専門家の間では、とくに髄膜炎菌感染症が非常に警戒されているのです。

髄膜炎菌感染症は飛沫感染、接触感染する感染症であり、イスラム教の聖地・メッカで、たびたび感染爆発を起こしたことでも知られています。

メッカといえば、何千、何万人という人たちが、ひしめきあって巡礼する場所ですから、感染が広がりやすかったのでしょう。今では、メッカ巡礼の旅に出るイスラム教徒に、髄膜炎菌の予防接種が義務付けられています。

アメリカや日本でも、寮生活に入る前などに、接種を義務付けられる学校が多くあります。

実は、2019年、日本で行なわれたラグビーワールドカップでも、1人のオーストラリア人観戦客が、髄膜炎菌感染症を発症していたことがわかっています。あまり大きく報じられなかったのは、幸い、この方が回復し、感染も広がらなかったからでしょう。

とはいえ、メッカでたびたび感染爆発を起こしてきた感染症ですから、日本でも感染が拡大し、死者が出てもおかしくありませんでした。防御なしで大勢の人が集まるなか、飛沫感染も接触感染も起こらなかったのは、運がよかったのです。

麻疹にも髄膜炎菌感染症にも、ワクチンがあります。とくに競技が行なわれる地域に住んでいる人や、オリンピック観戦の予定がある人は、これらの予防接種も受けておくことを強くおすすめします。

・デング熱、ジカ熱、チクングニア熱——日本も無縁ではない蚊媒介感染症

デング熱というと、2014年の日本での感染例を覚えている方も多いでしょう。最終的には全国で約160名の感染が確認されました。

また、さらに遡ること70年以上の1942〜1945年には、より大規模な感染拡大が起こり、1942年だけで1万7000人余りもの感染者が確認されました。この時の最初の感染源は、南方から帰着した軍用船に紛れ込んでいた蚊だったと、当時、特定されています。

デング熱は、軽症の場合は、発熱、眼窩痛《がんかつう》（眼の裏側の痛み）・筋肉痛・関節痛などが起こり、食欲不振、腹痛、下痢を伴うこともあります。デング熱には1～4までの4種類のウイルスが存在します。たとえば、初回に「デング1」にかかると、その後デング1には感染しません。しかし、他の種類、たとえば2、3、4にかかってしまうと重症化することが知られています。それが「デング出血熱」といわれる状態です。ショック状態から死に至る可能性もあります。デング熱によって起こる頭痛はかなりひどいものが多く、決して軽視はできない感染症といえるでしょう。

ジカ熱も、16症例とわずかながら、日本でも感染例が報告されています。すべて海外渡航歴のある人による「輸入症例」あり、やはり、世界中から人が集まる機会には、警戒が必要でしょう。

発症するとデング熱と同様、発熱や体の痛みが起こりますが、どれも比較的軽く、解熱鎮痛剤で治まることが大半です。

しかし、ジカ熱には非常に困った一面があります。蚊媒介で感染した男性の精液にジカウイルスが入るため、性交渉で感染する可能性が高いのです。妊婦がジカ熱にかかると、「小頭症（頭部の発育が不充分であり、身体障がいや学習障がいが起こる可能性がある）」の子どもが生まれる確率が高くなるため、妊娠中の女性や妊娠を考えているカップルは、とくに注意する必要があります。

ジカ熱は、2015年5月以降、ブラジルで急激に広がったことがありました（2017年5月に非常事態の終結を宣言）。

2016年にはリオオリンピックが開催されるということもあり、事態を重く見たWHOから「妊婦はブラジルへの渡航を控えるように」ほか、次のような勧告が出されました。

①ジカウイルスが性交渉で感染しうることを知り、コンドームを用いた安全な性交渉を行なうこと。もしコンドームを使用しなかった場合は、緊急避妊へのアクセスを考慮すべき。そして、流行国に住むカップルは、妊娠を遅らせるべきである。

②流行地帯から帰国した男性は、妊娠中の女性との性交渉の際は、コンドーム

を装着し、安全な性交渉に努めること。
③流行地帯から帰国した男女は、妊娠を目的とした性交渉まで8週間待つこと。そして、男性がジカ熱を発症した場合は、6か月待つこと。
④流行地帯から帰国した男女は、8週間はコンドームを使用した安全な性交渉に努めること。ジカ熱を発症した男性の場合は6か月間。
⑤ジカウイルス感染は、HIVや性行為感染症、予期せぬ妊娠を防ぐため、常にコンドームを用いること。
（2016年6月7日　WHOより出された勧告）

そしてもう1つの**チクングニア熱**は、まだ日本では、あまり知られていない感染症ですが、熱帯地域からの帰国者を中心に、いくつか感染例が報告されています。チクングニア熱にかかると、皮膚の発疹、40度にも達する高熱、非常に強い関節痛が起こります。今のところ致死性は確認されていませんが、患者さんが非常につらい思いをすることになる感染症です。
オリンピックは、最も暑い時期に開催されます。つまり、環境的には亜熱帯地方とあまり変わらないといっても過言ではありません。チクングニア熱も、やはり、2021年に向けて警戒が必要な感染症といえるでしょう。

以上のように、デング熱は過去に国内で感染拡大の例があり、ジカ熱もチクングニア熱も、感染拡大こそ起こっていないものの、すでに日本でも感染が確認されています。

ほかの感染症同様、蚊媒介感染症も他人事ではなく、日本でも感染拡大する可能性があると考えなくてはいけません。ましてや、世界中から人が集まるオリンピックでは、いつも以上に警戒してしすぎることはないでしょう。

しかも、先ほど挙げた3つの蚊媒介感染症にはワクチンがありません（一部の国でデング熱ワクチンはあるものの、良い成績があげられていません）。私たち一人ひとりの意識と行動をもって予防するしかない、ということです。

ウイルスや細菌も、変異・進化をする

今後怖いのは「耐性菌」

ウイルスには、「絶えず変異する」という特性があります。とくにRNAウイルスという種類のウイルスは、頻繁に変異することがわかっています。

新型コロナウイルスでも、最初は「武漢型」だったものが「欧州型」に変異した、といったニュースが報じられていました。

しかし実際には、もっと無数の変異が起こっているはずです。現にイギリスのある研究機関によると、新型コロナウイルスについて、すでに198種類もの変異が確認されているといいます。

ただし、変異とは「ただ変容する」ということであり、より生き残りやすい種類が生き残る「進化」とは違います。

変異によって、実はウイルスの感染力や増殖力が下がる可能性もあります。変異と聞くと、まるでどんどんウイルスが強くなり、凶暴性も致死性も高くなるようなイメージがあるかもしれませんが、そうとは限らないのです。

ですから、「ウイルスは変異する」という話を、無闇に恐れる必要はありません。むしろ、「ウイルスは変異する」という前提で「どのような変異を遂げているか」を細やかに追いかけることが、治療薬やワクチンの開発につながっていくということです。

たとえば、インフルエンザのワクチンは、実は毎年、修正されています。なぜかというと、インフルエンザウイルスも、少しずつ変異しているからです。つまり、「今はどのように変異したか」を把握することで、毎年、インフルエンザワクチンを作ることが可能になっているのです。

新型コロナウイルスには、2020年5月時点では、治療薬もワクチンも存在しません。

それでも、研究が進む環境という点では、かつてないほど恵まれているといえるのかもしれません。というのも、新型コロナウイルスの情報はオープンソース化されており、世界中の研究機関が、絶えず新たな調査・研究成果をアップしているからです。

新型コロナウイルスのワクチンの開発には、最低1年半かかるともいわれています。その裏側には、日夜、ウイルスの変異を追いかけ、研究を進めている世界中の科学者がいるということも、これを機に知っておいていただければと思います。

●2050年には「耐性菌」で死ぬ人が激増する？

変異はウイルスだけに見られる現象ではなく、細菌もまた変異します。

ただし細菌の変異は、それこそ「進化」と呼んだほうがいい類のものであり、ウイルスの変異と違って、人間が受ける害は確実に高くなります。

では細菌の場合、いったいどんな変異が起こるのか。それは、抗生物質への抵抗力を持つ「耐性菌」です。

細菌性の感染症になると、病院では抗生物質が処方されます。抗生物質は体内の微生物を破壊するものですから、もちろん細菌感染症の治療には欠かせません。

ところが、抗生物質を飲んだことで、その抗生物質では破壊できない強い細菌が生まれてしまうことがあるのです。

耐性菌とは、ひと言でいえば「抗生物質が効かない細菌」です。それが増えれば増えるほど、細菌感染症の治療薬は限られていき、結果として細菌感染症の死亡率が上がることにもなりかねません。

一例を挙げると、膀胱炎の主な原因である大腸菌の耐性菌です。

膀胱炎は本来、3日間ほど抗生物質を飲めば、簡単に治る感染症です。

ところが、その抗生物質に耐性のある大腸菌（耐性菌）が生まれているために、次第に抗生物質が効きにくくなっています。このままでは、将来的に、膀胱炎は抗生物質の飲み薬では治せず、点滴をしなければ治らない感染症になってしまうかもしれません。

こうした耐性菌の問題は、世界でも深刻に受け止められています。

たとえば、イギリス政府の研究チームは、２０１６年に発表した論文で「耐性菌による年間死者数は、２０５０年には、現在の約70万人の14倍の１０００万人以上にも上る」という予測を示しました。

２０１６年のＷＨＯの調査では、世界の死因の１位は、心筋梗塞などの虚血性心疾患で、年間９００万人に上ります（ちなみに日本の死因は１位は、がん（悪性腫瘍））。しかし、２０５０年には、それを超えて、耐性菌が人間の死因１位になるのではと考えられているのです。

耐性菌が発見されたら、製薬会社は、その耐性菌にも効く新しい抗生物質を開発します。しかし、それだけで済む話ではないというのは、もう想像がついているのではないでしょうか。次々と生まれる耐性菌と新薬開発の競争が起こってしまうのです。すでに、耐性菌が発見されては新たな抗生物質が作られ、その抗生物質も効かない耐性菌が発見されては、また新たな抗生物質が作られ……というイタチごっこが起こっています。

このイタチごっこを止めるには、２つの柱で対策に取り組む必要があります。

1つめの柱は、そもそもの原因である感染症を予防するということ。細菌感染症にかからなければ、抗生物質を飲むこともありません。抗生物質を飲むことがなければ、耐性菌が生まれることもないというわけです。

そしてもう1つの柱は、抗生物質を正しく使用することです。

第1章で、「風邪はウイルス性であるにも関わらず、抗生物質を処方している医師も多い」と指摘しました。

ここで言い換えるならば、「本来は必要のない抗生物質が数多く処方されていることが、耐性菌の発生が止まらない一つの背景になっている」と言っても過言ではありません。

このような実態を受け、日本では、2016年に「薬剤耐性対策アクションプラン」が策定されました。耐性菌を、どのように減らしていくか。各種抗生物質の処方数を抑える目標値や、細菌の耐性率を下げる目標値とともに、啓蒙活動や研究、国際協力の促進など、具体的な指針が示されています。

抗生物質は薬です。そして薬は「必要な時に、必要なだけ」飲んでこそ、メリットになるというのは、改めて指摘するまでもありません。

適切な処方というのは、もちろん私たち医師の領分です。ただ、必要のない抗生物質を処方されている可能性もあるということは、身を守っていくために、知っておいてもいいことではないかと思います。

●人類は感染症に打ち勝てるのか

本書でお話ししてきたように、感染症は、時には多くの人の命を奪う病気です。ペスト、コレラ、スペイン風邪、天然痘、さらには毎年のように流行するインフルエンザ、そして最新の例では新型コロナウイルス。感染症は、今までに何度も人類を脅かしてきました。

しかし悲観することはありません。感染症は、ひとたび流行すると非常に厄介ですが、そのつど人類は科学の力で対抗してきたのです。

そこで最後に明るい話題として、今まさに、克服されつつある感染症があることに触れておきましょう。

ＨＩＶ（ヒト免疫不全ウイルス）が引き起こすＡＩＤＳ（後天性免疫不全症候群）は、誰もが知っている感染症だと思います。

性交渉などによって体内に入ったＨＩＶは、ヒトの免疫細胞に感染し、最終的には破壊してしまいます。免疫細胞には体内に入ってきた外敵と戦う役割があるため、ＨＩＶに感染すると、免疫機能が正常に働かなくなるのです。そして、最終的には、致命的な免疫不全、つまり病気に対抗する力をほとんど失った状態に陥り（ＡＩＤＳの発症）、命を落とすことになる――。

というのが、長年にわたって「ＨＩＶ＝死のウイルス」と恐れられてきた所以ですが、実は、それも過去の話となりつつあります。なぜなら、すでに血中のＨＩＶ量を抑えて免疫機能を保つ治療薬が開発され、使用されているからです。

現在、医療従事者の間では、ＡＩＤＳ根絶に向けた3つの指針が共有されています。

1つめの指針は「90－90－90」――「感染者の『90％以上』が診断を受け、感染を自覚すること」「診断を受けた感染者の『90％以上』が治療を受けること」「治療中の感染者の『90%以上』で血中ウイルス量を抑制すること」という指針です。

2つめの指針は「U=U」――実は、近年の研究により、血中ウイルス量が「検出感度以下（Undetectable）」にまで下がれば「感染させない（Untransmitable）」ことが、明らかになっています。

つまり「U=U」とは、「陽性者には、できるだけ早く治療を開始し、ウイルス量を抑制させることができれば、他人へ感染させることはない」というものです。

そして3つめの指針は「Treatment as Prevention」――これは直訳すれば「予防としての治療」ということ。つまり治療すること自体が感染予防に重要という意味合いであり、「診断即治療」の重要性を示した指針となっています。

今までは、HIVの陽性と判明することは「死刑宣告」も同然ととらえられていたため、陽性と言われることを恐れて検査を受ける人が、なかなか増えませんでした。

しかし今は、陽性とわかれば治療を開始し、寿命をまっとうすることができるため、検査を普及させることも急務なのです。

こうした取り組みの成果は、すでに数字にも現れてきています。まだ根絶はされていないので、ＨＩＶ陽性者の数は増えています。ただし、これには、以前ならば「死亡」によって減っていたはずの陽性者が、今も存命でカウントされているという背景もあります。

現に、陽性者数は増えている一方で、新規感染者は減少、治療を受ける人は増加、そして死亡者は減少しているのです。

さらに喜ばしいのは、治療薬に加えて、治療薬を「予防薬」として使用することも可能になってきていることです。

つまり、「治療薬」によって、ＡＩＤＳを発症して亡くなってしまうＨＩＶ陽性者を減らすこと、そして「予防薬」によって、これからＨＩＶに感染してしまう人を減らすこと、この両方が可能になっているということです。

今は、ＨＩＶ感染症の予防も治療もできる時代。今後、さらにＨＩＶの検査を受ける人が増え、治療薬と予防薬が普及していけば、新規感染者、死亡者ともに「ゼロ」になるのも、それほど遠い未来のことではないかもしれません。

著者略歴

佐藤昭裕（さとう・あきひろ）

KARADA内科クリニック院長。医学博士。日本感染症学会専門医。

総合診療医として全身の幅広い診療と、感染症専門医としてHIV感染症や結核、マラリアなどの診療に加え、集中治療、院内感染対策、ワクチン診療などに従事。「東京都感染症マニュアル2018」や「感染症クイック・リファレンス」などの作成に携わる。

東京医科大学病院感染症科医局長や東京医科大学茨城医療センター感染制御部部長、感染症科科長などを歴任し、現職に至る。「スッキリ」「ひるおび」「NewsPicks」など、メディア出演多数。

感染症《かんせんしょう》専門《せんもん》医《い》が普段《ふだん》やっている
感染症《かんせんしょう》自衛《じえい》マニュアル

2020年7月17日　初版第1刷発行
2021年3月12日　初版第3刷発行

著　者　佐《さ》藤《とう》昭《あき》裕《ひろ》

発行者　小川 淳

発行所　SBクリエイティブ株式会社
〒106-0032　東京都港区六本木2-4-5
電話：03-5549-1201（営業部）

編集協力　福島結実子
装　丁　菊池祐
本文イラスト　柴田琴音
本文デザイン　ISSHIKI
本文DTP　白石知美（システムタンク）
印刷・製本　三松堂株式会社

本書のご感想・ご意見をQRコード、URLよりお寄せください。
https://isbn2.sbcr.jp/07227/

ISBN 978-4-8156-0722-7